Suivi thérapeutique du carboplatine dans les cancers du poumon

Waly Fager

Suivi thérapeutique du carboplatine dans les cancers du poumon

Adaptation bayésienne des posologies

Presses Académiques Francophones

Impressum / Mentions légales
Bibliografische Information der Deutschen Nationalbibliothek: Die Deutsche Nationalbibliothek verzeichnet diese Publikation in der Deutschen Nationalbibliografie; detaillierte bibliografische Daten sind im Internet über http://dnb.d-nb.de abrufbar.

Information bibliographique publiée par la Deutsche Nationalbibliothek: La Deutsche Nationalbibliothek inscrit cette publication à la Deutsche Nationalbibliografie; des données bibliographiques détaillées sont disponibles sur internet à l'adresse http://dnb.d-nb.de.

Coverbild / Photo de couverture: www.ingimage.com

Verlag / Editeur:
Presses Académiques Francophones
ist ein Imprint der / est une marque déposée de
AV Akademikerverlag GmbH & Co. KG
Heinrich-Böcking-Str. 6-8, 66121 Saarbrücken, Deutschland / Allemagne
Email: info@presses-academiques.com

Herstellung: siehe letzte Seite /
Impression: voir la dernière page
ISBN: 978-3-8381-7725-0

TABLE DES MATIERES

1

LISTE DES FIGURES

LISTE DES TABLEAUX

LISTE DES ANNEXES

ABREVIATIONS

ADN : acide désoxyribonucléique

AUC : area under curve (aire sous la courbe)

BMI : Body Mass Index (indice de masse corporelle)

CBPC : cancer bronchique à petites cellules

CBNPC : cancer bronchique non à petites cellules

Cr : chrome

GFR : glomerular filtration rate

DFG : débit de filtration glomérulaire

ClCr : clairance de la créatinine

DMT : dose maximale tolérée

E. Coli : Escherichia Coli

GHE : Groupement Hospitalier Est

HCL : Hospices Civils de Lyon

MAP : Maximum *A Posteriori* Probability

SC : surface corporelle

SCr : créatinine sérique

INTRODUCTION

Traditionnellement, les doses de médicaments cytotoxiques étaient standardisées par rapport au poids ou à la surface corporelle des patients et exprimées respectivement en mg/kg ou en mg/m², cette pratique étant basée sur la relation existant entre ces caractéristiques individuelles et les fonctions physiologiques hépatiques ou rénales. (1)

L'inconvénient majeur des chimiothérapies anti-cancéreuses réside dans le fait que ces médicaments sont actifs à des doses toxiques alors que la dose maximale tolérée varie considérablement entre les patients. Ceci implique qu'une dose provoquant une toxicité sévère chez certains patients, pourra être inefficace pour un certain nombre d'autres patients, en raison d'une sous exposition, ce qui est inacceptable. (2)

Le carboplatine est un sel de platine de deuxième génération, introduit dans des essais cliniques dès 1981, afin de proposer une alternative au cisplatine présentant de nombreux effets indésirables. En effet, si les deux molécules semblent obtenir des réponses thérapeutiques comparables, leurs profils de toxicité sont différents. (3) Contrairement au cisplatine, la toxicité dose limitante du carboplatine est la myélotoxicité, alors que la neurotoxicité, la néphrotoxicité et l'ototoxicité sont peu fréquentes. Les patients traités par carboplatine peuvent ressentir des nausées et des vomissements, mais la sévérité des symptômes sera moins importante qu'avec le cisplatine. De même, les troubles gastro-intestinaux présentent rarement une toxicité dose limitante de ce composé. (4)

La myélotoxicité dose limitante du carboplatine a été rapidement corrélée à l'exposition de l'organisme à ce médicament, représentée par l'aire sous la courbe des concentrations plasmatiques en fonction du temps (AUC). (5, 6)

Si l'AUC apparaît comme un meilleur prédicteur de la toxicité, voire de l'efficacité, qu'une posologie adaptée à la surface corporelle, la variabilité pharmacocinétique interindividuelle de ce cytotoxique rend difficile le choix de la dose adéquate pour un patient donné. (7)

Les études pharmacocinétiques, permettant une adaptation individuelle des posologies, sont un outil majeur du suivi thérapeutique dont l'objectif est de maximiser la probabilité d'obtenir un effet thérapeutique tout en minimisant la probabilité de survenue d'effets indésirables. (8)

Le développement des études de pharmacocinétique de population ont ainsi permis de réaliser des adaptations individuelles des posologies de carboplatine en fonction des AUC souhaitées par les cliniciens. L'approche bayésienne, basée sur l'expérience acquise au cours des traitements, nécessite moins de prélèvements sanguins que les méthodes conventionnelles.

Les objectifs de cette étude sont de décrire et d'estimer la variabilité pharmacocinétique du carboplatine au sein d'une population homogène, constituée par des patients souffrant de cancers broncho-pulmonaires, d'évaluer les capacités prédictives de la méthode bayésienne et de détecter les « patients à risque pharmacocinétique », c'est à dire exposés aux surdosages ou aux sous dosages avec les formules usuelles de calcul de dose du carboplatine.

PARTIE BIBLIOGRAPHIQUE

I- EPIDEMIOLOGIE DES CANCERS BRONCHO-PULMONAIRES

Le cancer du poumon est la tumeur la plus répandue dans le monde et constitue la première cause de décès par cancer.

En Europe en 2004, plus de deux millions huit cent mille nouveaux cas de cancers ont été diagnostiqués et plus d'un million sept cent mille décès liés au cancer ont été recensés.

Le cancer du poumon représente l'incidence la plus importante et provoque également le plus grand nombre de décès imputés au cancer en Europe (341800 décès en 2004). (9)

En France, le taux d'incidence est de 66,5 cas pour 100 000 chez les hommes et 8,9 cas pour 100 000 chez les femmes. L'incidence augmente avec l'âge et varie selon les régions, l'Est de la France présentant les taux les plus élevés. Du fait des modifications des comportements tabagiques, entre 1985 et 1995, les taux d'incidence ont augmenté de 56% chez les femmes contre 5% chez les hommes dans la classe d'âge inférieur à 65 ans. Ces chiffres situent la France dans la moyenne européenne. (10)

Les cancers bronchiques non à petites cellules (CBNPC) représentent 80 % de l'ensemble des cancers du poumon.

Le pronostic des cancers du poumon est particulièrement sombre et ne s'est guère amélioré depuis plus de 20 ans. Tous types et tous stades confondus, 58% des patients atteints décèdent au cours de la première année et 82% au cours des 3 années suivant le diagnostic. Moins de 20% des patients sont encore en vie 5 ans après le diagnostic.

C'est pourquoi, en oncologie, le suivi thérapeutique des médicaments prend toute son ampleur, son objectif étant d'atteindre et de maintenir une exposition de l'organisme au médicament, aussi proche que possible de l'exposition maximale tolérée afin de garantir une efficacité optimale avec une toxicité acceptable. (11)

II- GENERALITES SUR LA PHARMACOCINETIQUE DESCRIPTIVE

QUELQUES DEFINITIONS

Pour une meilleure compréhension de ce travail, il nous a paru important de donner quelques rappels de définition sur les termes de pharmacocinétique largement utilisés dans la suite de cet exposé.

Le devenir d'un médicament dans l'organisme se décompose en plusieurs étapes dont le nombre et la nature dépendent du mode d'administration. Il faut distinguer les voies d'administration selon qu'elles entraînent ou non une phase d'absorption. La voie intraveineuse ne présente pas de phase d'absorption contrairement aux voies d' administration orale, intramusculaire ou sous-cutanée.

1- ABSORPTION

Il s'agit du passage d'une molécule dans la circulation générale à partir du site d'administration. Ce processus complexe comprend une phase de pénétration au travers de la membrane digestive et une phase de résorption du milieu intracellulaire vers la circulation générale.

La biodisponibilité d'un médicament associe la notion de fraction de la dose administrée retrouvée dans la circulation générale et la notion de vitesse d'arrivée dans cette circulation. La fraction de dose concernée est exprimée en pourcentage. La biodisponibilité relative d'une molécule administrée par voie extravasculaire est calculée par rapport à la voie intraveineuse pour laquelle on parle de biodisponibilité absolue (100%).

2- DISTRIBUTION

Elle correspond à l'ensemble des processus de répartition dans les tissus, organes ou liquides extravasculaires à partir de la circulation générale. Le volume de distribution apparent d'une molécule est le volume total dans lequel se distribue le médicament à la concentration observée dans le liquide biologique dans lequel on réalise les mesures (plasma ou sérum le plus souvent). La distribution dépend des propriétés physico-chimiques du médicament, conditionnant sa fixation aux protéines plasmatiques et tissulaires, et du débit sanguin des organes ou des tissus dans lesquels il se distribue. La fixation aux protéines plasmatiques (albumine, α_1-glycoprotéine, lipoprotéines, gammaglobulines) est un phénomène peu spécifique réversible pour la plupart des médicaments et plus ou moins saturable. Seule la fraction libre du médicament est soumise au phénomène de distribution. Lorsque la phase de distribution est achevée, on détermine le volume apparent de distribution par l'équation :

$$Vd = Qo \, / \, Co$$

- Vd : volume apparent de distribution (litres)
- Qo : quantité administrée (mg)
- Co : concentration plasmatique au temps 0 obtenu par extrapolation linéaire (mg/l)

3- METABOLISME

La métabolisation vise de façon générale (sans que cela soit vrai pour tous les médicaments) à diminuer l'activité et à faciliter l'élimination des molécules par les voies classiques (urine et bile). Pour cela, les molécules liposolubles peuvent être rendues hydrosolubles, soit par modification d'un groupement chimique, soit par conjugaison. Le foie est le lieu privilégié de la métabolisation. Il existe également des voies métaboliques plus rarement sollicitées telle que la voie intestinale, par le biais d'enzymes ou de bactéries. Les tissus pulmonaires ou encore rénaux peuvent également présenter une activité métabolique. Les métabolites peuvent avoir ou non une activité pharmacologique (efficacité et/ou toxicité) et être chimiquement stables ou instables. Ils sont susceptibles de présenter une activité mutagène et/ou carcinogène.

4- ELIMINATION

L'élimination d'un médicament regroupe l'ensemble des procédés mis en œuvre pour diminuer la concentration en médicament dans l'organisme. Les principales voies d'élimination sont les voies rénale (molécules hydrosolubles) et biliaire (molécules liposolubles). Les voies pulmonaire ou cutanée sont des voies plus rarement mises en jeu. La demi-vie plasmatique d'un médicament est définie par le temps au bout duquel la concentration plasmatique a diminué de moitié par rapport à la concentration initiale.

Enfin, la clairance d'élimination d'un organe représente le volume de plasma totalement épuré du médicament par unité de temps. Elle est fonction du débit sanguin de l'organe épurateur. Lorsque plusieurs organes interviennent (foie et rein par exemple) pour l'épuration d'une substance, la clairance totale correspond à la somme des clairances partielles et peut alors s'écrire :

$$Cl\ totale = \sum Cl\ partielles = Cl\ rénale + Cl\ hépatique + \dots$$

Ceci correspond au cas le plus fréquent. Le foie et le rein peuvent être représentés comme des organes « montés en série ». Les poumons ne suivent pas la règle d'additivité des clairances. Il s'agit d'un organe « monté en parallèle » par rapport au reste du système.

III- LE CARBOPLATINE

1- HISTORIQUE

Les dérivés du platine ont été identifiés comme agents cytotoxiques en 1965 par Rosenberg. En effet, un courant délivré entre deux électrodes de platine inhibait la prolifération d'*E.Coli* par la formation de composés de platine inorganiques en présence d'ions ammoniums et chlorures. (12)

Le *cis*-diamminedichloroplatinum est apparu le plus actif dans le traitement des tumeurs germinales, des adénocarcinomes ovariens et des tumeurs épidermoïdes. Ce composé a fait partie de l'arsenal thérapeutique dès le début des années 1970. Sa toxicité importante, neurologique, auditive, rénale et gastro-intestinale, s'est révélée être un facteur limitant de son utilisation. C'est pourquoi, d'autres sels de platines, dits de seconde génération, ont été développés. (13) Le carboplatine a obtenu sa première Autorisation de Mise sur le Marché en 1989 dans le domaine de la chimiothérapie anticancéreuse.

2- STRUCTURE CHIMIQUE ET PROPRIETES PHYSICO-CHIMIQUES

Le carboplatine présente une structure dérivée du cisplatine. Les deux atomes de chlore sont substitués par un groupement 1,1-cyclobutane dicarboxylé (Figure). La coordination de platine di- ou tétravalent avec différents radicaux organiques réduit la toxicité rénale et stabilise l'ion métallique. Le carboplatine est donc chimiquement plus stable que le cisplatine. (4) Il est également plus hydrosoluble et présente une incompatibilité physique avec l'aluminium (formation d'un précipité noir).

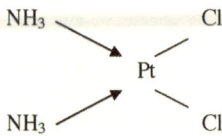

NH₃ ... Cl
Pt
NH₃ ... Cl

Cisplatine

NH₃ ... O — CO
Pt
NH₃ ... O — CO

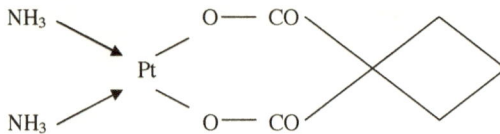

Carboplatine

Figure 1 : Structures chimiques du cisplatine et du carboplatine

3- PROPRIETES PHARMACOLOGIQUES

3.1- Mécanisme d'action cytotoxique

Le carboplatine réagit avec deux molécules d'eau pour former du diaquoplatine :

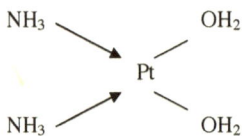

NH₃ ... OH₂
Pt
NH₃ ... OH₂

Diaquoplatine

Le diaquoplatine interagit de façon covalente avec l'ADN, comme un agent alkylant, avec création de ponts inter- et intra brins interrompant ainsi la réplication cellulaire. Sa fixation se fait essentiellement au niveau des bases puriques (guanine). Les adduits de platine ainsi formés sont responsables de la mort cellulaire. La réaction d'hydrolyse du cisplatine et donc son action sur les molécules d'ADN, est plus rapide que celle du carboplatine. Cette réaction, indépendante du stade du cycle cellulaire, est cependant plus prononcée en Phase S. (13)

18

3.2- Indications thérapeutiques

Chez l'adulte, d'après le Vidal© 2006, le carboplatine est officiellement indiqué dans le traitement des cancers des ovaires, des voies aérodigestives supérieures ainsi que dans les cancers bronchiques à petites cellules.

3.3- Toxicité

Le carboplatine, dans certaines indications telles que le cancer des ovaires, présente une activité cytotoxique équivalente à celle du cisplatine et une toxicité moindre. (13)

Son profil d'effets indésirables diffère radicalement de ceux observés avec le cisplatine. L'intolérance digestive (nausées, vomissements) observée couramment avec le cisplatine est modérée et facilement contrôlable bien qu'un traitement anti-émétique associé reste souvent nécessaire. La toxicité neurologique, néphrologique et auditive, limitante dans le cas du cisplatine, n'est pas observée aux doses usuelles de carboplatine aussi bien chez l'adulte que chez l'enfant. Cependant, de fortes doses cumulées sont responsables d'une atteinte rénale qualitativement similaire mais moins sévère que celle rapportée avec le cisplatine. La fonction rénale doit donc faire l'objet d'une surveillance stricte dans le cas d'une utilisation de fortes posologies, de l'existence d'une insuffisance rénale ou de l'association de médicaments néphrotoxiques (tels que les aminosides…). Il convient donc de réaliser une surveillance à long terme surtout en cas d'association à des médicaments ototoxiques mais aussi néphrotoxiques. (4)

Le problème majeur, rencontré au cours de l'utilisation du carboplatine, est une toxicité hématologique, dose-limitante ou plus exactement « AUC » - limitante, se manifestant par une myélosuppression touchant essentiellement la lignée plaquettaire. (5) L'incidence de cette thrombopénie est plus importante lorsque le carboplatine est associé à d'autres agents cytotoxiques tels que le cyclophosphamide. (14) Un traitement par carboplatine doit donc être accompagné d'une surveillance hématologique étroite.

4- RESISTANCE AUX DERIVES DU PLATINE

Le carboplatine semble présenter, dans la plupart des expérimentations animales, une résistance croisée avec le cisplatine. (15) (12)

Différents mécanismes de résistance sont mis en jeu :

- une diminution de la pénétration cellulaire de la molécule ou une augmentation de son efflux
- une réparation des adduits de platine au sein de certaines cellules cancéreuses. Les étapes enzymatiques de cette réparation incluent une excision de la base affectée, suivie de l'insertion d'une nouvelle base et la « religation » du brin
- une inactivation du platine par chélation intracytoplasmique avec des groupements thiols, essentiellement des molécules de glutathion ou d'autres métalloprotéines
- une amplification de l'expression des oncogènes des familles *ras*, *fos* et *myc* a été également corrélée à une résistance au platine *in vitro*.

5- PROPRIETES PHARMACOCINETIQUES

Le carboplatine est administré en perfusion intraveineuse courte, variant de 30 à 60 mn.

Les relations dose-concentration et dose –AUC sont linéaires pour des doses utilisées en thérapeutique variant de 75 à 450 mg/m². (16)

La pharmacocinétique du carboplatine diffère de façon importante de celle du cisplatine. Si leur fixation aux protéines plasmatiques est covalente, cette dernière est beaucoup plus faible dans le cas du carboplatine (24% contre 90% pour le cisplatine). Il en résulte une proportion plus importante de platine libre représentant la part active du médicament. La fraction liée perd toute propriété pharmacodynamique (activité antitumorale ou toxique) du fait d'une fixation irréversible. La partie libre ultrafiltrable est éliminée sous forme inchangée dans les urines par filtration glomérulaire : près de 65% de la dose administrée sont retrouvés dans les urines dans les 6 heures suivant son administration. L'élimination rénale du cisplatine est beaucoup plus lente (10 à 15% en 4 heures).

La demi-vie plasmatique du carboplatine est de l'ordre de 2 à 6 heures, pour une fonction rénale normale, et son volume de distribution central de 10 à 20 litres.

La clairance rénale du carboplatine présente des variations interindividuelles importantes. En revanche, la clairance non rénale est considérée comme relativement constante et estimée à 25 ml/mn chez l'adulte (1/4 de la clairance totale pour une fonction rénale normale chez l'adulte). (6) Chez l'adulte, la clairance totale correspondant au carboplatine ultrafiltrable varie selon l'état de la fonction rénale de 20 à 200 ml/mn. Les travaux de Calvert ont montré une corrélation entre la clairance totale du carboplatine et la filtration glomérulaire, déterminée par le calcul de la clairance de l'EDTA marqué au Chrome 51.

Enfin, il faut souligner que les profils cinétiques des deux formes ultrafiltrables de carboplatine (carboplatine libre et forme décarboxylée) sont superposables pendant les douze premières heures suivant son administration. En effet, si le carboplatine ultrafiltrable correspond en réalité à la fraction libre de carboplatine et à une fraction liée à certains acides aminés, cette fraction liée reste négligeable. Cependant, elle s'élimine beaucoup plus lentement que la fraction libre, et devient non négligeable environ 12 heures après administration. Au delà de ce délai, le platine ultrafiltré n'est donc plus représentatif de la forme libre qui est alors surestimée. (17)

La pharmacocinétique du carboplatine est correctement décrite par un modèle bicompartimental avec une élimination d'ordre 1 depuis le compartiment central. (16)

6- RELATIONS PHARMACOCINETIQUES-PHARMACODYNAMIQUES (PK/PD)

6.1- Définition

Le terme de pharmacodynamie exprime différentes notions comme la réponse pharmacologique en fonction du temps ou encore les relations dose-réponse ou dose-concentrations. Les données de pharmacocinétique, d'efficacité et de toxicité sont recueillies lors du développement des médicaments. La compilation de ces données permet la construction d'un modèle de pharmacodynamie et la poursuite ou non du développement du produit. Le résultat de cette modélisation peut également contribuer à l'optimisation du dosage, de la forme galénique et de la posologie en respectant l'efficacité et la toxicité. (18)

6.2- Relations PK/PD appliquées au carboplatine

Traditionnellement, les doses de carboplatine étaient calculées en mg/m² de surface corporelle. Des études avaient montré une bonne corrélation entre la dose létale 10% (DL10) chez l'animal et la dose maximale tolérée (DMT) chez l'homme, lorsque celle-ci était exprimée en mg/m² plutôt qu'en mg/kg. Cependant, la variabilité pharmacocinétique interindividuelle est telle, qu'un calcul de la dose en mg/m² s'accompagne de concentrations plasmatiques très variables. Il a été montré que la surface corporelle était un mauvais facteur prédictif de la réponse pharmacologique chez l'homme. Aujourd'hui, l'aire sous la courbe des concentrations plasmatiques en fonction du temps (AUC) est couramment utilisée pour le calcul des posologies de carboplatine chez l'adulte. (19)

- **AUC et effets pharmacologiques**

Les mécanismes d'action cellulaire du platine impliquent que l'AUC des concentrations plasmatiques en fonction du temps est un élément important pour prédire l'effet pharmacologique (toxicité et réponse thérapeutique). Comme nous l'avons décrit précédemment, le platine interagit avec les bases puriques des molécules d'ADN en formant des adduits de platine dont le nombre a été corrélé positivement à la dose et l'AUC *in vivo* dans les leucocytes issus du sang périphérique en plus de la corrélation à l'action cytotoxique retrouvée *in vitro* sur des lignées cellulaires humaines normales et malignes. (20) L'action du carboplatine est indépendante de la phase du cycle de division cellulaire.

Bien que la corrélation existante entre la toxicité et l'AUC soit aujourd'hui bien reconnue et documentée, la même relation liant l'efficacité à l' exposition de l'organisme au carboplatine n'a été retrouvée que dans les cancers des testicules et de l'ovaire. (21)

- **AUC et thrombocytopénie et/ou efficacité**

Chez l'adulte, Calvert et al. ont montré que l'AUC des concentrations plasmatiques en fonction du temps est un facteur prédictif de la thrombocytopénie beaucoup plus performant que la dose calculée en mg/m² de surface corporelle. Leur étude montre que pour des patients non prétraités, le risque de thrombopénie de grade 3 augmente rapidement lorsque l'AUC atteint 5 à 6 mg/ml.mn ; ce même risque est de 50% pour des AUC de 7 à 8 mg/ml.mn et de 100% pour des AUC supérieures à 11 à 12 mg/ml.mn. (6)

Par ailleurs, la principale étude, réalisée par Jodrell et al. dans le cancer de l'ovaire, ayant retrouvé la corrélation AUC-efficacité thérapeutique, démontre que de telles valeurs d'AUC (> à 7 mg/ml.mn) n'apportent aucun bénéfice en terme de réponse thérapeutique ou de survie. Une AUC entre 5 et 6 mg/ml.mn, par contre, induirait la meilleure réponse thérapeutique avec la thrombopénie la moins importante, lorsque le carboplatine est utilisé en monothérapie. (22) Ces résultats ont été confirmés par Jakobsen et al. : dans la même indication, la multiplication par 2 de l'AUC cible n'a pas abouti à une augmentation significative des rémissions ou de la survie. (23)

Dans le cancer des testicules, Horwich et al. démontrent que la dose calculée à partir de l'AUC entraîne une meilleure réponse thérapeutique que la calcul de dose à partir de la surface corporelle et Childs et al. concluent qu'une AUC inférieure à 4,5 mg/ml.mn est un facteur de risque des échecs au traitement et des rechutes. (24, 25)

Les posologies calculées en fonction des AUC souhaitées ont permis ainsi de réduire la variabilité interindividuelle concernant la toxicité de ces dérivés. En association avec d'autres anticancéreux tels que le docétaxel, ou encore le méthotrexate ou la vinblastine, la toxicité du carboplatine est le plus souvent la neutropénie. Il a été mis en évidence une corrélation entre la sévérité de la leucopénie et l'AUC du carboplatine lors de l'administration de docétaxel et de carboplatine à faible dose. (26) D'autre part, l'association carboplatine / paclitaxel a fait l'objet de nombreuses publications, aussi bien dans le cancer de l'ovaire que dans les cancers bronco-pulmonaires. En effet, la diminution de la myélotoxicité, et en particulier de la thrombopénie, induite par la paclitaxel semble aujourd'hui bien établie et vraisemblablement corrélée à une diminution de l'AUC du carboplatine. (27-30)

7- ADAPTATION DES DOSES DE CARBOPLATINE

Trois méthodes ont été développées afin d'aider à l'individualisation des posologies de carboplatine. (16)

Il s'agit :

- des modèles descriptifs (estimation *a priori* en tenant compte des différentes caractéristiques morphologiques et biologiques des patients)
- des modèles utilisant un nombre limité de concentrations plasmatiques (31, 32)
- de l'approche bayésienne plus complexe mais aussi plus fiable et plus robuste. (33) (34)

Ne seront abordés dans ce chapitre, que les techniques utilisant des modèles descriptifs *a priori* c'est à dire n'utilisant aucune information concernant les concentrations plasmatiques.

Chez l'adulte, Egorin et al., Calvert et al. puis Chatelut et al. ont proposé successivement les formules de calcul de dose de carboplatine suivantes :

- **formule d'Egorin (5)**

$$\text{Dose (mg/m}^2) = 0,091*(\text{Clcréatinine/SC})*(\%\text{rédpq-17}) + 86$$

avec   **SC** : surface corporelle en m^2

   %rédpq : pourcentage de réduction des plaquettes

Il faut noter que pour les patients non prétraités, le terme *–17* est à retirer de la formule.

- **formule de Calvert (6)**

$$\text{Dose (mg)} = \text{AUC} * (\text{GFR} + 25)$$

AUC exprimée en mg/ml.mn

- **formule de Chatelut (35)**

CLcarbo-Ch (ml/min) = 0. 134 x poids (kg)

$$+ \frac{218 \text{ x poids (kg) x [1 -0.00457 x age (années)] (x 0.65 si femme)}}{\text{creatinine sérique } (\mu\text{M})}$$

$$\text{Dose (mg)} = \text{AUC} * \text{CL carbo-Ch}$$

AUC exprimée en mg/ml.mn

Le choix de la formule de calcul la moins biaisée et la plus précise fait encore l'objet d'importantes controverses.

Van Warmerdam et al. concluent que la formule de Chatelut est plus précise que celle de Calvert, contrairement à Okamoto qui suggère d'utiliser préférentiellement la formule de Calvert. (36, 37) Ces résultats contradictoires pourraient être expliqués par des différences entre les méthodes de dosage de la créatinine, des différences de calcul ou d'estimation de la clairance de la créatinine (ClCr), ou encore des différences entre les groupes concernant le nombre de lignes précédentes de traitements, les cytotoxiques associés, les caractéristiques générales des patients telles que : l'âge, le poids, le sexe, etc.

La formule de Calvert a été établie à partir d'une estimation du débit de filtration glomérulaire par une méthode radioisotopique (Cr 51), invasive et difficilement utilisée en routine. De plus, les formules d'estimation de la ClCr [Cockroft et Gault (38), Jelliffe (39)] actuellement utilisées en routine, nécessaires pour estimer le GFR et appliquer la formule de Calvert, ont été développées avec un dosage de la créatinine par la méthode cinétique de Jaffé, qui tend à être remplacée par la méthode enzymatique, notamment au Japon et aux Etats-Unis. Au contraire, la méthode de dosage utilisée dans la formule de Chatelut est une méthode enzymatique.

Différentes améliorations de la formule de Calvert et de celle de Chatelut ont été proposées pour pallier leurs faiblesses.

Ando a proposé un ajustement de la formule de Calvert pour prendre en compte la méthode actuelle de dosage de la créatinine. (40) La validation prospective réalisée ensuite par Ando, montre des résultats légèrement en faveur de la formule de Calvert. (41)

Par contre, les travaux de Donahue montrent que la formule de Chatelut est aussi précise et moins biaisée que celle de Calvert utilisée avec la formule de Cokcroft et Gault. (42)

Dooley propose des facteurs de correction pour les formules de Calvert et celle de Chatelut, et montre ensuite que la formule de Calvert, intégrant un facteur de correction, est moins biaisée - qu'elle prenne en compte la formule de Cockcroft et Gault ou celle de Jelliffe - que la formule de Chatelut. (43)

Une formule d'estimation du débit de filtration glomérulaire chez les patients atteints d'un cancer a également été développée, elle ne peut qu'être utilisée pour améliorer la formule de Calvert, qui seule passe par une estimation « intermédiaire » de la ClCr. (44)

Toutefois, quel que soit les inconvénients des différentes méthodes, il ne faut pas perdre de vue qu'elles restent toutes meilleures que l'utilisation d'une posologie en mg/m². (45)

Dans le Service de Pneumologie du GHE, la formule de Chatelut est utilisée préférentiellement pour calculer les doses de carboplatine dans le traitement des cancers broncho-pulmonaires. La formule de Calvert est utilisée chez les patients obèses.

IV- ESTIMATION DES PARAMETRES PHARMACOCINETIQUES : PHARMACOCINETIQUE DE POPULATION ET ANALYSE BAYESIENNE

1- DEFINITION ET OBJECTIFS

Les méthodes d'étude classiques en pharmacocinétique consistent en un recueil de prélèvements sanguins afin de décrire le plus précisément possible l'évolution des concentrations plasmatiques et de déterminer ainsi les paramètres pharmacocinétiques. Ces analyses individuelles requièrent un grand nombre de prélèvements.

La pharmacocinétique de population est une technique d'analyse simultanée de données issues de plusieurs patients, afin d'évaluer et éventuellement d'expliquer la variabilité des paramètres pharmacocinétiques. Elle permet d'obtenir la valeur moyenne de ces paramètres ainsi que leur dispersion chez un groupe d'individus. Cette approche a pour but de décrire la variabilité interindividuelle à l'aide d'un modèle « pharmaco statistique » et par la prise en compte de facteurs explicatifs physiopathologiques appelés covariables ou descripteurs cliniques. Elle permet donc de mieux appréhender la variabilité interindividuelle et de définir éventuellement des sous populations. Il en résulte une meilleure maîtrise de l'efficacité thérapeutique et des effets indésirables. Le but est d'obtenir une dose et un schéma posologique optimal adapté à chaque individu.

La pharmacocinétique de population représente un domaine d'application de choix en cancérologie.(11)En effet, de nombreux agents anticancéreux, et notamment le carboplatine, présentent un faible index thérapeutique et une grande variabilité pharmacocinétique interindividuelle. De plus, les protocoles préconisant un calcul de la dose à partir de la seule surface corporelle ont montré les limites de ce calcul. Les études de pharmacocinétique de population se sont alors développées : l'expérience accumulée au cours des traitements servira à la construction d'un modèle pharmacocinétique, permettant ainsi de proposer des doses *a priori*, c'est-à-dire avant toute administration et sans mesure préalable de concentration plasmatique.

Afin de mieux évaluer les paramètres pharmacocinétiques d'un individu, la pharmacocinétique de population permet, dans une seconde étape, de réaliser une analyse bayésienne : les paramètres pharmacocinétiques individuels seront obtenus à partir des données de l'individu en utilisant l'ensemble de l'information issue de la population.

En 1763, le révérend Thomas Bayes établit un théorème de « calcul des probabilités conditionnelles » (46). Il décrit une relation quantitative entre une estimation d'une probabilité d'un évènement avant toute information concernant cet évènement *(a priori)*, l'acquisition d'une nouvelle information et la ré estimation de la même probabilité en tenant compte de cette information. Cette théorie peut être appliquée à tous les évènements de la vie courante. Appliquée à la pharmacocinétique, ceci se traduit par l'équation :

$$\mathbf{Pr}\ (P\ /\ C) = k \times \mathbf{Pr}\ (C\ /\ P) \times \mathbf{Pr}\ (P)$$

Pr (P / C) représente la probabilité que le paramètre pharmacocinétique (évènement) prenne la valeur P lorsqu'on a observé la concentration C (information)

Pr (C / P) est la probabilité d'observer la concentration C lorsque le paramètre prend la valeur P

Pr (P) est la probabilité que le paramètre prenne la valeur P dans la population

k est un facteur multiplicatif quelconque.

Afin d'estimer cette probabilité, la méthode bayésienne utilise une fonction objective ou estimateur « MAP » (Maximum *a posteriori* probability) qui complète l'information individuelle du patient par celle fournie par la population précédemment étudiée (47, 48):

$$\textbf{MAP} = \sum [(P\,pop - P\,pt)^2 / SD^2P\,pop] + \sum [(C\,obs - C\,pt)^2 / SD^2 C\,obs]$$

P pop et *P pt* représentent, respectivement, les valeurs des paramètres du modèle pharmacocinétique de la population et du modèle pharmacocinétique individualisé du patient

Cobs représente les concentrations plasmatiques observées (mesurées) du médicament

Cpt représente les estimations de ces concentrations réalisées à l'aide du modèle pharmacocinétique individualisé du patient

SD P pop et *SD C obs* représentent, respectivement, les écarts types des valeurs de la variable paramètre de la population et ceux de la variable concentrations plasmatiques observées.

L'objectif de l'approche bayésienne est de déterminer les valeurs des paramètres pharmacocinétiques *a posteriori,* les plus probables chez un individu, qui minimisent cet estimateur. Les valeurs des paramètres pharmacocinétiques ainsi obtenus, permettent ensuite de prédire les concentrations plasmatiques futures chez un patient donné ou d'autres valeurs cibles si besoin, comme l'aire sous la courbe des concentrations plasmatiques en fonction du temps dans le cas du suivi thérapeutique du carboplatine. Les progrès technologiques, avec le développement des calculateurs et des ordinateurs, ont permis l'utilisation d'algorithmes de plus en plus performants.

2- VARIABILITE EN PHARMACOCINETIQUE

2.1- Variabilité interindividuelle

Différents facteurs explicatifs appelés covariables sont responsables de la variabilité pharmacocinétique entre individus (interindividuelle) ou chez un même individu (intra individuelle) au cours du traitement . (8)

Ces covariables regroupent des facteurs :

- Démographiques (âge, sexe, ethnie, poids…)

- Génétiques (polymorphisme génétique de certains cytochromes P450 : CYP 2D6 et CYP 2C19 par exemple, et monoacétyl transférases)

- Biologiques (créatininémie, bilirubinémie…)

- Environnementaux (tabac, régimes alimentaires, médicaments associés…)

- Fonctionnels (insuffisance rénale, hépatique, pathologies…)

- Chronobiologiques (variations saisonnières, nycthémérales…)

La variabilité interindividuelle en pharmacocinétique suppose qu'une dose standardisée en mg/m² peut s'accompagner de concentrations plasmatiques variables selon les sujets. L'intérêt de la prise en compte des covariables est représenté Figures 2 et 3. (46). La Figure 2 représente une variabilité interindividuelle particulièrement grande de la clairance d'un médicament X. Elle peut varier de façon équiprobable dans un rapport de 100. La prise en considération du poids corporel par exemple (Figure 3) permet d'expliquer une partie de cette variabilité.

Même dans l'hypothèse où certaines de ces covariables sont déterminées (et disponibles), il persiste toujours une part non expliquée de cette variabilité interindividuelle.

Densité de probabilité

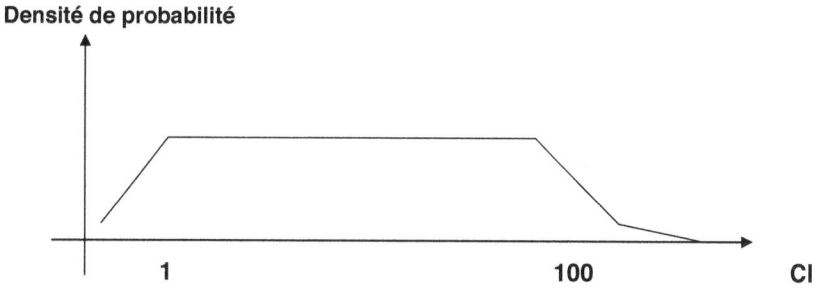

Figure 2 : Densité de probabilité de la clairance d'un médicament X

Densité de probabilité

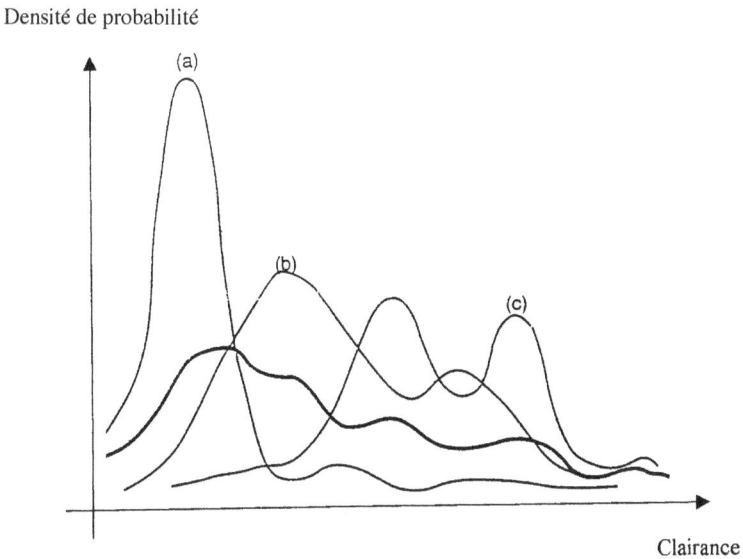

Figure 3 : Densité de probabilité de la clairance d'un médicament X pour différentes valeurs de poids : courbe en gras tous poids confondus, (a) : enfants de 1 kg, (b) : enfants de 2,5 kg, (c) : enfants de 3 kg

2.2- Variabilité résiduelle

Les écarts entre les concentrations observées et les concentrations estimées à partir des paramètres pharmacocinétiques de chaque individu correspondent à la variabilité résiduelle. La variabilité résiduelle regroupe la variabilité intra individuelle (variation des paramètres pharmacocinétiques chez un même individu au cours du traitement, non expliquée par une modification d'une covariable pertinente au cours d'étude pharmacocinétique) et une variabilité due aux erreurs expérimentales :

- Erreur analytique (dosage du médicament ou dosage biologique)
- Erreur lors du recueil de données (dose, temps de perfusion, heure des prélèvements…)

Ce terme de variabilité résiduelle englobe également une part de variabilité due à l'inadéquation du modèle pharmacocinétique choisi par rapport au modèle réel de la molécule étudiée.

Le recueil des données apparaît donc essentiel dans ce type d'étude. De la qualité des informations dépendra l'importance de la variabilité résiduelle et interindividuelle et donc la précision des ajustements posologiques. Il est indispensable de disposer de l'ensemble des données exactes concernant aussi bien le traitement (compliance, dose administrée…) que les prélèvements sanguins réalisés. Il faut également disposer des covariables utiles à l'analyse pharmacocinétique et surveiller tout au long du traitement les éléments susceptibles de modifier cette pharmacocinétique (nouveaux médicaments associés par exemple).

3- LES DIFFERENTES APPROCHES UTILISEES EN PHARMACOCINETIQUE

Parmi les différentes méthodes d'adaptation de posologie, les méthodes bayésiennes sont jugées performantes et compatibles avec une utilisation clinique en routine. Afin de mieux comprendre leur place et leur fonctionnement, nous ferons un bref rappel de l'évolution des principales méthodes utilisées dans ce domaine.

3.1- Les approches traditionnelles

3.1.1- Régression linéaire simple

C'est une des premières techniques mise au point pour l'estimation des paramètres pharmacocinétiques individuels et qui a été utilisée pendant une vingtaine d'années. Après administration du médicament à un patient, un grand nombre de prélèvements sanguins sont réalisés (8 à 10). Les paramètres pharmacocinétiques sont ensuite déduits par régression linéaire à partir d'une transformation semi-logarithmique de la fonction des concentrations plasmatiques en fonction du temps. Cette transformation conduit à une perte d'information et cette méthode ne prend en considération aucune erreur analytique associée aux concentrations mesurées. Elle est limitée aux modèles pharmacocinétiques simples et nécessite d'atteindre l'état d'équilibre avant de réaliser les prélèvements sanguins.

3.1.2- Régression non linéaire

Cette technique utilise également un grand nombre de mesures de concentrations plasmatiques pour chaque patient mais s'affranchit de la transformation logarithmique évoquée pour la régression linéaire. L'erreur analytique peut être partiellement prise en compte en utilisant une méthode de pondération des concentrations. Tout comme la régression linéaire, l'efficacité de cette méthode se limite à des modèles pharmacocinétiques simples (47). Il s'agit de la méthode utilisée pour l'estimation des paramètres pharmacocinétiques dans le cadre du développement et de la mise sur le marché des médicaments même si les autorités compétentes requièrent de plus en plus aujourd'hui des analyses de pharmacocinétique de population.

Le nombre important de prélèvements sanguins nécessaire chez un même patient est incompatible avec une pratique clinique en routine. La pharmacocinétique de population permet de limiter ce nombre de prélèvements.

3.2- La pharmacocinétique de population

La pharmacocinétique de population a pour but de déterminer des paramètres pharmacocinétiques ainsi que leur relation statistique avec des covariables au sein d'un groupe d'individus appelé population. Au sens pharmacocinétique, une population regroupe un ensemble de sujets qui présentent certaines similitudes telles que l'âge, la pathologie ou d'autres facteurs intervenant dans la modification des paramètres pharmacocinétiques.

3.2.1- Méthode « Naive Pooled Data »

Cette technique regroupe l'ensemble des données issues de tous les individus et les analyse simultanément comme si toutes ces données provenaient du même sujet. On obtient ainsi les valeurs moyennes des paramètres pharmacocinétiques. Aucune information n'est donnée sur les variabilités interindividuelle et résiduelle.

3.2.2- Méthodes en deux étapes (Two stage)

Dans un premier temps, cette méthode estime les paramètres pharmacocinétiques individuels grâce à un nombre suffisant de prélèvements sanguins et par régression non linéaire. La deuxième étape consiste à regrouper les données individuelles et à les combiner afin d'obtenir les valeurs moyennes et les variances de chaque paramètre pharmacocinétique de la population. Enfin, il est possible d'évaluer les relations entre les paramètres et les covariables lors de cette deuxième étape.

Cette technique, simple dans sa mise en œuvre, nécessite un nombre suffisant de prélèvements, nombre trop important encore pour une pratique clinique en routine. Une analyse en données pauvres donne des résultats biaisés. De plus, l'estimation des paramètres pharmacocinétiques de population par cette technique n'est pas vraiment satisfaisante. On dispose de peu d'informations sur la variabilité interindividuelle car le nombre de sujets est restreint (48). En outre, il n'est pas fait de distinction entre variabilité interindividuelle et résiduelle.

3.2.3- Méthodes en une étape

Ces méthodes permettent de distinguer la variabilité résiduelle et interindividuelle. Elles utilisent des algorithmes mathématiques et incorporent un modèle de covariables (facteurs explicatifs physiopathologiques) dans leur modèle pharmacocinétique. Elles traitent simultanément l'ensemble des données (méthode en une étape) permettant d'estimer directement les paramètres pharmacocinétiques de la population. L'étape intermédiaire de détermination des paramètres individuels est supprimée.

Il est possible de classer ces différentes méthodes en fonction de l'hypothèse posée quant à la distribution statistique des paramètres de la population. Ainsi, on distingue les méthodes paramétriques et les méthodes non paramétriques. (49)

- **Les méthodes paramétriques**

La distribution des paramètres pharmacocinétiques est fixée comme étant normale ou log-normale.

NONMEM (NON linear Mixed Effect Model) a été la première méthodologie mise au point et est la plus couramment utilisée pour réaliser des études de pharmacocinétique de population. Elle se déroule en une seule étape et détermine dans une même approche les paramètres pharmacocinétiques moyens et leur variabilité (matrice de variance-covariance). Une seule concentration plasmatique par patient peut suffire au calcul de ces paramètres. Cette méthode prend en compte une variabilité résiduelle englobant les différentes sources d'erreur. L'erreur analytique en est une composante.

Le programme NONMEM développé par Beal et Sheiner, repose sur l'utilisation d'un algorithme qui dans un premier temps estime la valeur moyenne du paramètre à partir des valeurs moyennes ou médianes obtenues dans la population. Dans un deuxième temps, l'utilisation des informations provenant de l'individu (concentrations sériques mesurées, covariables éventuelles) permet d'estimer la valeur la plus probable du paramètre du patient étudié. Chaque paramètre pharmacocinétique peut être relié à une ou plusieurs covariables.

Ce programme permet d'obtenir une valeur de la fonction objective. Cette fonction objective reflète la qualité du modèle utilisé et doit être la plus faible possible.

NONMEM offre la possibilité de construire des modèles PK-PD et de relier les paramètres pharmacocinétiques et pharmacodynamiques à des covariables. (50)

NONMEM a été nommé ainsi car les estimations des paramètres pharmacocinétiques et de leur variabilité sont issus d'un modèle statistique qui prend en compte des effets dits fixes et des effets dits aléatoires.

Les effets « fixes » correspondent aux caractéristiques générales de la population regroupant les valeurs moyennes des paramètres pharmacocinétiques, les caractéristiques propres aux patients (sexe, âge, poids, taille…), les pathologies associées, les facteurs génétiques…

Les effets « aléatoires » reflètent la variabilité de la pharmacocinétique qui ne peut être expliquée par les effets fixes. Ils sont représentés par la variabilité interindividuelle et la variabilité résiduelle.

- **Les méthodes non paramétriques**

Aucune hypothèse n'est posée quant à la distribution des paramètres pharmacocinétiques. La distribution est discrète mais non restreinte. Elle est représentée par n points correspondants aux n patients de la population. Une population avec parfois une seule concentration par individu est suffisamment informative. Certaines populations sont constituées de sous-groupes d'individus, par exemple des métaboliseurs lents ou rapides pour un médicament donné (ex : isoniazide). La proportion d'individus dans chaque sous-groupe est susceptible de varier d'une population à une autre (caucasienne et asiatique par exemple). Une telle distribution, appelée bimodale, ne peut être décrite par les méthodes paramétriques sauf en cas de prise en compte de la covariable responsable de ce dimorphisme (figures...) (46).

NPML (Non Parametric Maximum Likelihood) et NPEM (Non Parametric Expectation Minimization) sont deux approches d'analyse de population fondées sur le principe de distribution aléatoire des paramètres pharmacocinétiques. Elles permettent la mise en évidence de telles distributions bi ou multimodales (Figures 4 et 5).

Pour chaque paramètre de la population, les résultats sont fournis sous forme de densité de probabilité, c'est-à-dire sous la forme d'un histogramme ayant pour abscisse le champ des valeurs possibles du paramètre et pour ordonnée la probabilité qui est associée à chacun de ces domaines. Le logiciel fournit aussi des densités de probabilité jointives pour des couples de paramètres (Figure 6).

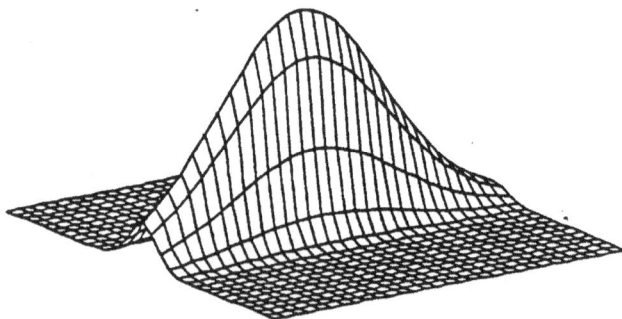

Figure 4 : **Distribution des densités de probabilité des paramètres pharmacocinétiques d'une population comprenant deux sous-groupes, obtenue avec une méthode paramétrique**

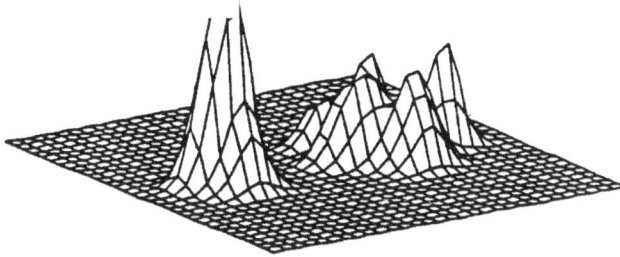

Figure 5 : Distribution des densités de probabilité des paramètres pharmacocinétiques d'une population comprenant deux sous-groupes, obtenue avec une méthode non paramétrique

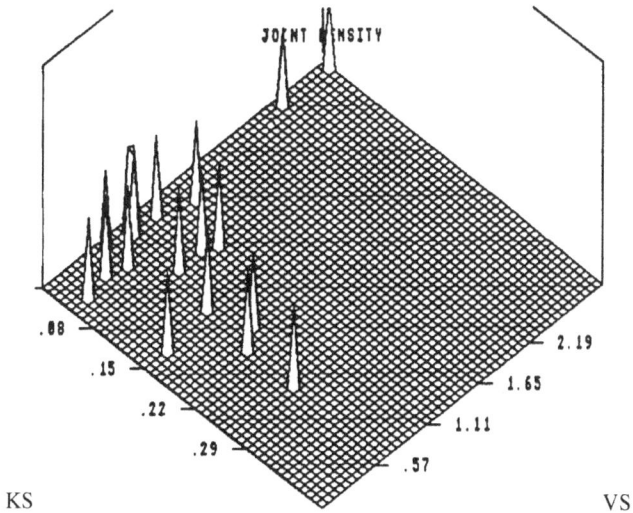

Figure 6 : Densités de probabilité jointives de deux paramètres pharmacocinétiques

3.3- Avantages de l'approche de population

Bien que les méthodes classiques restent la référence pour la constitution des dossiers d'AMM, les autorités compétentes telles que l'Agence Française de Sécurité Sanitaire des Produits de Santé et l'Agence européenne du médicament (European Medicines Agency), ainsi que la « Food and Drug Administration » américaine, préconisent des études de population lors du « screening » pharmacocinétique des médicaments lors des phases II et III du développement.

Pour bien caractériser la variabilité pharmacocinétique et pharmacodynamique d'un médicament, il est nécessaire de réaliser des études dans une population large et suffisamment hétérogène. Or, les phases I et II des essais cliniques incluent des volontaires sains.

L'approche bayésienne, à l'inverse des techniques classiques, utilise un grand nombre d'individus. Elle présente l'avantage de limiter le nombre de prélèvements par patient permettant ainsi de réaliser des études chez des sujets qui ne pouvaient être, pour des raisons éthiques et/ou médicales, soumis aux protocoles classiques de prélèvement (prématuré, enfant, sujet brûlé ou souffrant d'un cancer...). Il a été suggéré d'utiliser cette approche, lors des phases III du développement, afin d'évaluer certains groupes de population comme les sujets âgés par exemple.

La puissance d'analyse des approches de population permet en outre d'obtenir des paramètres moyens (avec leur variance associée) individuels précis et exacts. Ceci représente un outil précieux pour le clinicien afin de calculer une dose initiale et de réaliser par la suite une adaptation de posologie personnalisée.

D'une façon générale, de telles études pourront détecter d'éventuelles interactions médicamenteuses, ou des variabilités interindividuelles par exemple dans le cas des médicaments métabolisés par un CYP450 présentant un polymorphisme génétique. Ainsi, ces analyses peuvent avoir des implications thérapeutiques importantes révélant des interactions médicamenteuses graves potentielles détectées jusqu 'alors après la commercialisation du médicament. L'association du kétoconazole et de la terfénadine, par exemple, a donné lieu à des torsades de pointe chez certains patients et a révélé le caractère toxique de la terfénadine, ayant justifié son arrêt de commercialisation.

Un des avantages majeurs de l'approche de pharmacocinétique de population est la prise en compte de la variabilité résiduelle.

Enfin, l'aspect économique de telles études, comparativement à des études classiques devant être réalisées dans de nombreux sous-groupes de population (insuffisants hépatiques, insuffisants rénaux, personnes âgées, enfants...), représente un avantage certain pour les laboratoires pharmaceutiques.

4- PRE-REQUIS POUR LE SUIVI THERAPEUTIQUE

Comme nous l'avons évoqué précédemment, il devient nécessaire d'individualiser les posologies lorsque le clinicien doit prescrire un médicament à marge thérapeutique étroite présentant de surcroît une forte variabilité des paramètres pharmacocinétiques. Cette individualisation est d'autant plus indiquée que la pharmacocinétique est susceptible d'être modifiée par l'état du malade (choc septique, hypovolémie...). En effet, si l'administration d'une même dose chez deux patients différents engendre dans la plupart des cas des réponses d'intensité différente (variation interindividuelle), il est possible d'observer chez un même individu, au cours du temps, des réponses également différentes suite à l'administration d'une même dose (variabilité intra individuelle).

Pour réaliser un suivi thérapeutique, il est indispensable de posséder des connaissances suffisantes sur :

- Le métabolisme du médicament (métabolites actifs et/ou toxiques)

- Le modèle pharmacocinétique suivi par la molécule (mono-, bicompartimental, cinétique linéaire ou non …)

- Les relations existant entre les concentrations sanguines ou plasmatiques et les effets pharmacologiques (efficacité et/ou toxicité), c'est à dire les relations pharmacocinétiques/pharmacodynamiques (PK/PD)

- La méthode de dosage du médicament qui doit être fiable et réalisable en routine. La méthode analytique mise en œuvre doit être sensible et spécifique. L'erreur associée à la détermination des concentrations plasmatiques doit être connue.

Parmi les médicaments soumis en routine au suivi thérapeutique à l'hôpital, on citera pour exemple :

- Des antibiotiques : vancomycine, aminosides

- Des immunodépresseurs : ciclosporine, tacrolimus

- Des antiépileptiques : phénobarbital, phénytoïne

- Des anticancéreux : méthotrexate, carboplatine

- Théophylline, digoxine …

IV- LA METHODOLOGIE NPEM (Non Parametric Expectation Minimization)

NPEM est un programme de calcul itératif permettant d'obtenir la meilleure combinaison des paramètres pharmacocinétiques qui « maximise » une fonction dite de vraisemblance, elle-même fonction du produit des probabilités de chaque paramètre (46). Pour cela, il utilise un algorithme d'optimisation de calcul : le simplexe. Il permet de définir une distribution statistique discrète des paramètres, sans hypothèse initiale quant à la forme de cette distribution : il s'agit d'une méthode non paramétrique. Chaque cycle comporte un calcul d'une fonction de vraisemblance et le processus s'arrête lorsque le critère de convergence est atteint. Le critère de convergence, fixé arbitrairement par l'utilisateur, correspond à une différence (Δ), entre deux valeurs successives de la fonction de vraisemblance, inférieure ou égale à 0,001 soit $1\%_0$.

Dans le cas où le critère ne pourrait être atteint, un second critère d'arrêt est fixé correspondant à un nombre maximal de cycles (1000 cycles par exemple). Dans ce cas, le modèle pharmacocinétique ou la paramétrisation choisis ne sont pas satisfaisants et l'analyse ne peut aboutir à des résultats interprétables.

NPEM comporte également un programme de calcul paramétrique (hypothèse de distribution statistique Gaussienne des paramètres pharmacocinétiques) : « IT2B modelling program » ou « two stage Iterative Bayesian modelling program ». (51) Ce programme peut être utilisé lors de l'initialisation d'une analyse afin d'obtenir un ordre de grandeur raisonnable des paramètres à estimer. Il peut également déterminer une courbe d'erreur des concentrations plasmatiques (SD « Standard Deviation » en fonction des concentrations plasmatiques) qui représente la variabilité résiduelle totale.

Les données recueillies sont saisies sur un logiciel d'adaptation bayésienne des posologies « USC*PACK ». A chaque cure de chaque patient correspond un fichier individuel « PASTRX ». Ces fichiers sont ensuite exploitables par NPEM, après un changement de format.

1- CONSTRUCTION DU MODELE DE BASE

1.1- Modèle pharmacocinétique

Le programme NPEM ne peut être utilisé que pour des modèles mono- ou bicompartimentaux en cinétique linéaire et ce, pour différentes voies d'administration : extravasculaire, intraveineuse, intramusculaire (52). De même, il ne présente pas la possibilité d'incorporer de multiples combinaisons de covariables.

1.2- Modèle d'erreur

Le modèle d'erreur est hétéroscédastique. Ce modèle n'est en général construit qu'à partir de l'erreur analytique. Il ne prend donc pas en considération les autres sources de variabilité résiduelle, sauf lorsque le modèle d'erreur est déterminé par le programme IT2B.

Il s'agit d'une courbe d'erreur des concentrations plasmatiques. Elle peut être construite à partir du logiciel Excel, grâce à des valeurs d'écart type calculées à partir d'au moins quatre mesures de concentrations d'un même point de la gamme de concentrations étudiées (49, 51).

Cette courbe est décrite par l'équation suivante :

$$SD = C_0 + C_1 x + C_2 x^2 + C_3 x^3$$

où x représente la concentration mesurée et **SD** « Standard Deviation» représente l'écart type sur la mesure de cette concentration.

La courbe d'erreur peut prendre l'allure d'une droite ou d'un polynôme de deuxième ou troisième degré, en fonction des valeurs des coefficients C_0, C_1, C_2 ou C_3.

2- COMPARAISON DES DIFFERENTS MODELES

La comparaison entre les différents modèles est basée sur la qualité des estimations *a priori* des concentrations par rapport aux concentrations plasmatiques observées, sur l'analyse des biais et précisions ainsi que sur les coefficients de corrélation des droites de régression. D'autres critères, tels que la convergence d'une analyse, son entropie (mesure du désordre exprimant la qualité des estimations des différentes probabilités) ou encore les coefficients de variation des paramètres estimés, peuvent également être pris en compte afin d'évaluer la qualité des résultats.

PARTIE EXPERIMENTALE

I- OBJECTIFS DE L' ETUDE

Etant donné la grande variabilité pharmacocinétique et les effets indésirables hématologiques couramment observés lors de l'administration de carboplatine, un suivi thérapeutique a été mis en place dans le Service de Pneumologie du Groupement Hospitalier Est (Hospices Civils de Lyon).

Les objectifs de notre étude sont de :

- décrire et estimer la variabilité pharmacocinétique du carboplatine au sein d'une population homogène composée de patients atteints de tumeurs bronchiques,

- évaluer les capacités prédictives des méthodes *a priori* et *a posteriori* concernant les concentrations plasmatiques et les clairances d'élimination du carboplatine et ce, d'une cure à l'autre,

- détecter les « patients à risque » pharmacocinétique, c'est à dire exposés aux surdosages ou aux sous-dosages lors de l'emploi des formules usuelles de calcul de dose du carboplatine et déterminer des sous-populations plus particulièrement à risque.

II- MATERIEL ET METHODE

1- PATIENTS

La population étudiée est constituée de patients atteints de cancers broncho-pulmonaires, quelque soit l'histologie de la tumeur, traités dans le Service de Pneumologie du Groupement Hospitalier Est (Hospices Civils de Lyon).

Les critères d'inclusion des patients étaient les suivants :

- Cancers broncho-pulmonaires diagnostiqués : cancer bronchique non à petites cellules ou cancer bronchique à petites cellules,
- chimiothérapie comprenant du carboplatine,
- traitement associé indifférent,
- patients prétraités ou non par des cures de chimiothérapies ou séances de radiothérapie.

Du 28 juin 2005 au 30 juin 2006, 67 patients ont bénéficié d'un suivi thérapeutique du carboplatine, soit 66% des patients ayant bénéficié d'une chimiothérapie comprenant ce dérivé du platine dans l'indication retenue, pendant cette période. Le Comité Consultatif de Protection des Personnes dans la Recherche Biomédicale-Lyon B ayant été consulté en février 2005, ce suivi n'a pas nécessité le consentement éclairé des patients.

Le mode de recrutement était le suivant : tous les patients, présentant les critères d'inclusion, pour lesquels des poches de carboplatine étaient réalisées à l'Unité de Reconstitution des Cytotoxiques du Service de Pharmacie du GHE, étaient susceptibles d'être inclus.

Tout d'abord, après l'accord préalable du chef du Service de Pneumologie, un rendez-vous avec un médecin référent de l'étude a été pris afin de discuter de la mise en place du suivi dans le service, puis le personnel infirmier des trois unités de soins du Service de Pneumologie a été informé de l'étude lors de relèves.

Ensuite, aux chimiothérapies des patients présentant les critères d'inclusion, étaient jointes deux feuilles de demandes de dosage correspondants aux prélèvements sanguins souhaités à T+1h et T+4h après la fin de la perfusion de carboplatine (Annexe 1). Sur ces feuilles, les informations concernant le numéro de cure, la dose, les traitements associés étaient complétées par la pharmacie alors que l'infirmière réalisant le prélèvement s'identifiait et complétait l'heure précise du prélèvement ainsi que les horaires de début et de fin de perfusion du carboplatine.

Finalement, une fois le prélèvement effectué, l'infirmière téléphonait au Service de Pharmacie afin que le prétraitement de l'échantillon soit effectué immédiatement.

Le carboplatine a été administré généralement en perfusion d'une heure dans du dextrose à 5% à des doses variant de 154 à 964 mg (Annexes 2 et 3).

2- STRATEGIES THERAPEUTIQUES

Quatre types de protocoles ont été retrouvés chez les patients participant à l'étude.
Il s'agit de protocoles comprenant 2 molécules cytotoxiques :

- Carboplatine AUC 5 – Etoposide 100 mg/m^2 : utilisé pour le traitement des CBPC en première ligne et chez les patients dits « sensibles » c'est à dire lorsque la rechute après une réponse initiale survient plus de 6 mois après l'arrêt de la précédente chimiothérapie. (53)

- Carboplatine AUC 5 – Gemcitabine 1000 mg/m²

- Carboplatine AUC 5 – Vinorelbine 30 mg/m²

Ces 2 protocoles sont utilisés pour le traitement des CBNPC en première ligne en cas de contre-indication au cisplatine ou chez les patients dits « fragiles ». (54)

- Carboplatine AUC 6 – Paclitaxel 225 mg/m² : utilisé pour le traitement des CBNPC en première ligne ainsi que chez certains patients atteints de CBPC et dits « réfractaires » au traitement (c'est à dire lorsqu'il y a progression sous traitement ou ré-évolution dans les 6 mois qui suivent l'arrêt du traitement).

3- ETUDE PHARMACOCINETIQUE

3.1- Cinétique des prélèvements sanguins

Le nombre total de prélèvements a été choisi dans un souci de compromis entre le confort du patient et le nombre nécessaire pour estimer correctement les paramètres pharmacocinétiques.

Pour chaque patient et à chaque cure, deux prélèvements sanguins sont demandés à T+1h et T+4h après la fin de la perfusion de carboplatine. Ces horaires de prélèvements optimaux, ont été définis par Chatelut. (55, 56) Ces 2 points permettent de décrire avec une plus grande précision la courbe des concentrations du carboplatine ultrafiltrable en fonction du temps. Toutefois, les infirmières du service de Pneumologie ont été informées qu'il n'y avait pas d'horaire strict à respecter. En effet, les prélèvements peuvent être réalisés à +/- 20 mn de l'heure initialement prévue. Par contre, il leur a été demandé de noter avec précision (à la minute près) l'heure de prélèvement, indispensable pour l'analyse de nos données.

3.2- Gestion des prélèvements

Les prélèvements sont effectués dans les unités de soins sur des tubes héparinés au niveau du bras opposé à celui ayant reçu la chimiothérapie.

Ces échantillons sont ensuite acheminés à l'aide d'une glacière et immédiatement centrifugés à 2700 tr/mn pendant 10 mn à + 4°C. Un millilitre de plasma est alors inséré dans le réservoir du système Amicon CENTRIFREE micropartition utilisant des membranes YM-30 et centrifugé à nouveau à 2700 tr/mn pendant 25 mn à + 4 °C. L'ultrafiltrat obtenu est finalement transféré dans des tubes NUNC puis congelé à - 20°C jusqu'au moment du dosage. Cette étape de pré traitement est réalisée par un interne en pharmacie dans le laboratoire de la Pharmacie du GHE.

4- DOSAGE DU CARBOPLATINE

Le carboplatine existe dans le plasma sous trois formes :

- une forme libre
- une forme liée aux protéines plasmatiques
- une forme libre décarboxylée.

Deux méthodes de dosage peuvent être utilisées : une méthode de spectrophotométrie d'absorption atomique (SAA) et une méthode de chromatographie liquide haute résolution (HPLC). La première permet la quantification, après ultrafiltration, des deux formes libres et la technique HPLC permet de doser de façon spécifique les trois formes, mais présente une limite de détection plus faible(16).

Dans notre étude, les concentrations sanguines de platine ultrafiltrable sont mesurées par SAA dans l'Unité de Pharmacocinétique Clinique de l'Institut Claudius Regaud à Toulouse. Les ultrafiltrats plasmatiques congelés sont acheminés jusqu'à ce laboratoire dans de la carboglace. La gamme des concentrations utilisées pour l'étalonnage du spectrophotomètre, située entre 10 et 500 μg/l, correspond à la zone de linéarité des dosages par SAA. Les ultrafiltrats plasmatiques à doser ont donc dû être dilués dans de l'eau de façon à se situer dans cette gamme de concentrations : dilution au 1/100ème pour les prélèvements correspondants à T+1h après la fin de la perfusion et dilution au 1/20ème pour les prélèvements correspondants à T+4h.

5- RECUEIL DES DONNEES

Pour chaque patient, l'ensemble des données a été recueilli dans un cahier de suivi individuel comportant les items suivants à renseigner :

- ✓ Identité du patient
- ✓ Numéro et date d'inclusion
- ✓ Date de naissance, sexe
- ✓ Poids, taille
- ✓ Numéro et date de cure
- ✓ Concernant le carboplatine : spécialité, dosage, AUC cible (posologie), dose administrée, formule utilisée, heure de début de perfusion et durée de perfusion
- ✓ Thérapeutiques associées
- ✓ Créatininémie
- ✓ Bilan hématologique (plaquettes, globules blancs et hémoglobine)
- ✓ Dates et heures des prélèvements sanguins

✓　　Dates d'envoi des prélèvements

✓　　Dates de réception des résultats

Les informations ont été obtenues dans le dossier pharmaceutique relatif aux chimiothérapies et auprès de l'équipe soignante (notamment les horaires de début et fin de perfusion du carboplatine ainsi que les horaires de prélèvements) et des médecins.

La clairance de la créatinine (ClCr) a été estimée à l'aide de la formule de Jelliffe. (39) :

$$\text{ClCr (ml/mn)} = [98\text{-}0,8*(\hat{a}ge - 20)] * [1\text{-}(0,1*sexe)] / (SCr * 0,0113) * (SC/1,73)$$

où sexe = 0 si le patient est un homme, 1 s'il s'agit d'une femme, la SCr (créatinine sérique) est exprimée en μmol/l, la surface corporelle (SC) en m^2 et le poids en kg.

6- TRAITEMENT DES DONNEES

En raison de problèmes analytiques rencontrés avec le premier laboratoire sollicité, seules les données de 39 patients ont pu être exploitées.

Parmi les 39 patients de notre population, 30 ont participé à l'élaboration du modèle pharmacocinétique, il s'agit de la population de référence et 9 ont fait l'objet d'analyses individuelles, il s'agit de la population de validation. Ces 9 patients ont été tirés au sort parmi ceux pour lesquels nous disposions de données sur au moins deux cures comprenant du carboplatine.

6.1- Méthode d'analyse des données

L'étude de pharmacocinétique de population a été réalisée sur 39 patients, avec le logiciel non paramétrique NPEM (USC*Pack Clinical PC programs).

6.1.1- Paramétrisation

Les données cliniques et biologiques suivantes ont été saisies dans le programme « PASTRX » du logiciel NPEM : identité du patient, numéro d'inclusion, sexe, âge, taille, poids, numéro de cure, dose de carboplatine administrée, date, heure de début et durée de perfusion, dates et heures de prélèvement, concentrations de carboplatine ultrafiltrable mesurées et créatininémie mesurée. Toutes les analyses pharmacocinétiques ont été réalisées à l'aide de la formule de Jelliffe pour l'estimation de la ClCr.

L'ensemble des dossiers–patients a ensuite été analysé avec la version II de NPEM, afin d'estimer la variabilité interindividuelle des paramètres pharmacocinétiques :

- Kel : constante d'élimination (h^{-1})
- Ks : pente de la droite reliant la constante d'élimination à la clairance de la créatinine (Kel = Ki + Ks*ClCr avec Ki : constante d'élimination non rénale ayant pour valeur 0) (h^{-1})
- Vol : volume de distribution du médicament (l)
- Vs : volume de distribution rapporté au poids du patient (Vol = Vs*poids) (l/kg)
- Cl : clairance du médicament (l/h)
- Cls : pente de la droite reliant la clairance du médicament à la clairance de la créatinine (Cl = Cli + Cls*ClCr avec Cli : clairance d'élimination non rénale) (l/h)

- Kcp et Kpc : constantes de transfert entre les compartiments central et périphérique (h^{-1})

Le modèle pharmacocinétique du carboplatine est un modèle bicompartimental. Néanmoins, en raison de l'élimination monophasique du carboplatine ultrafiltrable (17), nous avons choisi de tester à la fois un modèle monocompartimental et un modèle bicompartimental.

6.1.2- Grille de positionnement des paramètres pharmacocinétiques ou « Grid Point »

Le nombre de « grid point » fixé correspond à un degré de précision pour l'estimation des densités de probabilités jointives des paramètres pharmacocinétiques. Ce nombre correspond au nombre de cases contenues dans le domaine (quadrillé et en deux dimensions) de recherche de paramètres (Annexe 4). Ce nombre doit être faible lorsque l'on dispose de données pauvres ou de peu de patients car l'analyse ne peut alors permettre de définir avec beaucoup de précision ces densités. Dans notre cas, ce nombre a été fixé à 20 011.

6.1.3- Construction de la courbe d'erreur analytique

La courbe d'erreur analytique est généralement construite à partir de différentes mesures faites sur des concentrations d'une gamme d'étalonnage du médicament à doser. Dans notre cas, la gamme d'étalonnage se fera sur le platine, le composé du médicament dosé. Au moins quatre mesures d'une même concentration (x) doivent être réalisées pour permettre de calculer une erreur standard (SD) faite sur cette mesure. (47, 49)

Cette erreur est calculée idéalement sur au moins 5 concentrations différentes : un blanc, des points de la gamme bas, moyen, haut, et très haut. Ainsi, on détermine l'équation du polynôme p(x) = f (SD) qui représente l'erreur analytique.

Ce polynôme doit être défini pour des valeurs de concentrations rencontrées en thérapeutique. Dans le cas du platine, les concentrations de la gamme d'étalonnage sont de 10, 20, 50, 100, 200 et 500 μg/l (zone de linéarité) et ont été obtenues après dilutions successives d'une solution mère à 10 mg/ml. Ces dilutions sont rendues nécessaires afin de demeurer dans la zone de linéarité des dosages. Les concentrations de la gamme d'étalonnage ne correspondent donc pas aux concentrations plasmatiques réelles. Les plasmas des patients étant eux-mêmes dilués avant d'être dosés, il aurait été nécessaire lors de la détermination de l'équation du polynôme de prendre en compte une erreur de dilution.

D'autre part, l'erreur analytique n'étant pas l'unique source de variabilité résiduelle, cette équation a été déterminée à l'aide du programme IT2B de NPEM afin d'obtenir le facteur γ qui multiplie les différents termes de l'équation.

L'équation ainsi obtenue est celle d'un polynôme de degré 3 :

$$SD = 0,0000001276\ x^3 - 0,0000765\ x^2 + 0,0195228\ x + 0,381656$$

6.1.4- Choix des paramètres pharmacocinétiques moyens ou médians pour l'analyse individuelle

L'analyse ainsi initialisée, nous avons obtenu, pour notre population de 30 patients, les paramètres pharmacocinétiques moyens, médians, les matrices de variance-covariance et de corrélation entre les paramètres ainsi que les densités de probabilité de chacun des paramètres (Annexe 5).

Afin de déterminer les valeurs de paramètres pharmacocinétiques (moyens ou médians) permettant la meilleure estimation bayésienne des concentrations plasmatiques et des clairances d'élimination, nous nous sommes reportés aux options proposées par le programme NPEM en fin d'analyse. En effet, pour chaque modèle, à partir des estimations des paramètres réalisées et éventuellement des covariables, NPEM réalise des prédictions des concentrations plasmatiques pour les sujets appartenant à la population de l'étude, les compare ensuite aux concentrations plasmatiques observées chez ces mêmes sujets et construit une droite de régression reliant les concentrations prédites aux concentrations observées pour la totalité des mesures de concentrations effectuées au sein de la population. Les prédictions de concentrations sont calculées d'une part *a priori,* c'est à dire à partir des paramètres moyens ou médians de la population, sans utiliser les concentrations plasmatiques mesurées, et d'autre part *a posteriori*, c'est à dire en utilisant les mêmes informations que précédemment mais également les concentrations plasmatiques mesurées.

Nous avons choisi l'option qui fournit, pour l'ensemble de la population, les estimations *a priori*, à partir des paramètres moyens ou médians, de chaque concentration plasmatique. Trois critères de comparaison de la qualité des prédictions sont à analyser : les droites de régression, les biais et précisions et les biais et précisions pondérés par la courbe d'erreur analytique.

Les résultats, regroupés dans les Tableaux I et II, ne nous ont pas permis de déterminer lesquels, des paramètres moyens ou médians de la population, permettent une meilleure estimation des paramètres individuels, que ce soit pour le modèle mono ou bicompartimental.

En effet, pour le modèle monocompartimental, si la droite de régression obtenue à partir des paramètres médians tend vers la droite « idéale » d'identité (droite d' équation y = x), les biais et précisions, pondérés ou non par la courbe d'erreur, sont légèrement moins satisfaisants que ceux obtenus à partir des paramètres moyens.

A l'inverse, pour le modèle bicompartimental, ce sont les biais et précisions, pondérés ou non par la courbe d'erreur, obtenus à partir des paramètres médians, qui semblent légèrement plus satisfaisants.

C'est pourquoi, les différents modèles seront testés à l'aide du logiciel USC*Pack afin de comparer leurs capacités prédictives avant de faire le choix du modèle.

	Ajustement des concentrations à l'aide des paramètres pharmacocinétiques moyens	Ajustement des concentrations à l'aide des paramètres pharmacocinétiques médians
Droite de régression	y = 0,98 x + 0,77	y = 1,00 x + 0,81
Biais/précision	- 0,59% / 8,35%	- 0,77% / 8,62%
Biais/précision pondérés	- 0,73% / 20,43%	- 1,04% / 20,72%

Tableau I: Paramètres pharmacocinétiques moyens ou médians – modèle monocompartimental

	Ajustement des concentrations à l'aide des paramètres pharmacocinétiques moyens	Ajustement des concentrations à l'aide des paramètres pharmacocinétiques médians
Droite de régression	y = 1,05 x + 0,78	y = 0,90 x + 1,18
Biais/précision	- 1,20% / 9,41%	- 0,17% / 8,27%
Biais/précision pondérés	- 1,64% / 18,94%	- 0,08% / 18,60%

Tableau II: Paramètres pharmacocinétiques moyens ou médians – modèle bicompartimental

6.2- Validation du modèle pharmacocinétique

La validation du modèle pharmacocinétique a été réalisée à l'aide du logiciel USC*Pack sur les 9 patients tirés au sort constituant la population de validation. Ces patients ont subi le même protocole de prélèvements que les autres patients, cependant leurs données ne sont utilisées que pour la validation du modèle.

La validation du modèle consiste à effectuer des prédictions, d'une part de concentrations plasmatiques à T+1h et T+4h après la fin de la perfusion de carboplatine et à les comparer à celles effectivement mesurées et d'autre part, de clairances d'élimination du carboplatine et à les comparer à celles estimées par le modèle. La comparaison des concentrations plasmatiques présente l'avantage d'utiliser les données brutes à notre disposition (mesures de concentrations plasmatiques).

La comparaison des valeurs prédites avec les valeurs mesurées ou estimées permet de déterminer le biais et la précision de chacune des méthodes de prédictions suivantes :

- **Prédictions *a priori*** : réalisées en affectant à chaque patient les paramètres pharmacocinétiques moyens ou médians de la population, sans utiliser les concentrations plasmatiques mesurées

- **Prédictions *a posteriori*** : réalisées en utilisant une à deux mesures de concentrations plasmatiques de carboplatine ainsi que les paramètres pharmacocinétiques de la population.

L'estimateur bayésien MAP estime, à partir des informations de la population et de celles provenant du patient (concentrations plasmatiques de carboplatine), les paramètres pharmacocinétiques les plus probables pour ce patient, ce qui permet de prédire les concentrations futures. L'approche utilisée ici pour l'estimation des paramètres pharmacocinétiques individuels est dite bayésienne, car elle repose sur le théorème des probabilités conditionnelles de Bayes. Appliquée à la pharmacocinétique, cette approche permet d'établir une relation quantitative entre la probabilité d'un événement avant toute information relative à cet événement (*a priori*), et la probabilité de cet événement, « nouvellement estimée » en ayant intégré les informations acquises, telles que des mesures de concentrations (*a posteriori*).

Les valeurs prédites par USC*Pack ont donc été comparées à celles mesurées ou estimées, afin d'évaluer les capacités du modèle à prédire les concentrations plasmatiques et les clairances d'élimination du carboplatine et, par conséquent, à proposer une adaptation de posologie satisfaisante.

Ainsi, nous avons également tenté de déterminer les sous populations pour lesquelles le modèle réalise les erreurs de prédiction les plus importantes en testant les corrélations entre erreur individuelle et covariables (poids, âge, créatininémie).

Pour comparer ces méthodes de prédictions, les critères retenus ont été, conformément aux recommandations de Sheiner et Beal (57), les biais (me : « mean error ») et les précisions (rmse : « root mean squarred prediction error »), dont les formules sont les suivantes :

$$me = 1/N \sum pe_i$$

$$mse = 1/N \sum pe^2_i \qquad \text{et} \qquad rmse = \sqrt{mse}$$

avec $pe = [(X - X\,réf) / X\,réf]*100$

où *X* représente les prédictions bayésiennes des concentrations plasmatiques ou des clairances d'élimination, *X réf* représente les concentrations plasmatiques mesurées ou les clairances d'élimination estimées et *N* le nombre de patients.

Ainsi, *pe* représente un pourcentage d'erreur entre la valeur prédite et la valeur de référence et *mse* la moyenne des carrés des pourcentages d'erreur ou « mean squarred prediction error ».

Concernant les clairances d'élimination et les concentrations plasmatiques, les biais calculés pour chacune des méthodes de prédiction ont été comparés à la valeur 0 (biais nul) par un test non paramétrique de Wilcoxon sur séries appariées.

De même, les biais et les précisions correspondant à chacune des méthodes ont été comparées entre eux, par un test non paramétrique de Wilcoxon sur séries appariées.

Tous les tests statistiques effectués dans notre étude ont été réalisés à l'aide du logiciel SPSS version 11.0. Les tests étant réalisés sur de petits échantillons (n<30) et n'ayant posé aucune hypothèse quant à la distribution des paramètres pharmacocinétiques, pour réaliser notre étude, seuls des tests non paramétriques ont été employés .

III- RESULTATS

1- CARACTERISTIQUES DES PATIENTS

Trente-neuf patients ont été inclus dans cette étude, 23 d'entre eux étaient traités pour un CBNPC et 16 pour un CBPC. Les caractéristiques démographiques et biologiques des patients sont décrites dans le Tableaux III et IV.

Descripteurs cliniques et biologiques	Moyenne	Ecart-type	Fourchette
Age (années)	65	9	46 - 81
Sex ratio (hommes/femmes)	28 / 11	-	-
Poids corporel (kg)	71	14	45 - 105
Taille (cm)	169	9	151 - 187
Créatininémie (μmol/l)	85	25	47 - 161
Clairance de la créatinine (formule de Jelliffe et Jelliffe, ml/min/1,73m^2)	77	22	35 - 122,8

Tableau III : **Caractéristiques démographiques et biologiques des patients**

Nous pouvons constater à partir de ces données que la population ainsi constituée est plutôt âgée (moyenne d'âge = 65 ans) et majoritairement composée d'hommes. Nous pouvons remarquer que la ClCr moyenne de la population correspond à un débit de filtration glomérulaire à la limite de l'insuffisance rénale (ClCr moyenne = 77 ml/mn). Il existe néanmoins un biais de population : en effet, tous les patients ont bénéficié de cures antérieures comprenant du cisplatine, sauf les quatre patients ayant reçu le protocole carboplatine/paclitaxel.

Descripteurs cliniques et biologiques	Population de référence	Population de validation	Test de Mann-Whitney
	Moyenne (N = 30)	Moyenne (N = 9)	
Age (années)	64	68	NS
Sex ratio (hommes/femmes)	20 / 10	8 / 1	-
Poids corporel (kg)	72	65	NS
Taille (cm)	167	173	NS
Créatininémie (μmol/l)	84	88	NS
Clairance de la créatinine (formule de Jelliffe et Jelliffe, ml/min/1,73m^2)	79	69	NS
CBNPC / CBPC	21 / 9	2 / 7	-

Tableau IV: Comparaison des caractéristiques démographiques et biologiques de la population de référence et de la population de validation (Annexes 2 et 3)

Un total de 108 mesures de concentrations plasmatiques de carboplatine ont été réalisées, provenant de 71 cures de chimiothérapies différentes associant du carboplatine à une deuxième molécule.

Plus de 66% des patients ont bénéficié pour ces cures de prélèvements à T+1h et T+4h pour le suivi thérapeutique du carboplatine.

	T + 1h	T + 4h
Moyenne (μg/ml)	13,12	3,88
Ecart-type	5,14	2,07

Tableau V: Concentrations plasmatiques mesurées – population de référence

Quatre protocoles différents ont été utilisés :

- Carboplatine AUC 5 – Etoposide 100 mg/m^2 : pour 41% des patients

- Carboplatine AUC 5 – Vinorelbine 30 mg/m^2 : pour 28% des patients

- Carboplatine AUC 5 – Gemcitabine 1000 mg/m^2 : pour 21% des patients

- Carboplatine AUC 6 – Paclitaxel 225 mg/m^2 : pour 10% des patients

2- ESTIMATION DES PARAMETRES PHARMACOCINETIQUES DE LA POPULATION

2.1- Choix du modèle pharmacocinétique

Les critères de comparaison, biais et précisions, des paramètres pharmacocinétiques moyens ou médians, que ce soit pour le modèle mono ou bicompartimental, ne nous ont pas permis de choisir un modèle. C'est pourquoi, nous avons choisi de tester les ajustements de concentrations plasmatiques sur la population de validation à l'aide des paramètres pharmacocinétiques moyens et médians pour le modèle monocompartimental et à l'aide des paramètres moyens pour le modèle à 2 compartiments, le modèle bicompartimental construit à l'aide des paramètres médians ayant été abandonné en raison d' estimations des clairances d'élimination très inférieures à celles présentes dans la littérature.

Les concentrations estimées ont donc été comparées aux concentrations observées, et les biais et précisions de ces estimations ont été calculés et comparés à l'aide d'un test non paramétrique de Wilcoxon sur séries appariées (n = 17). De plus, les différents biais obtenus ont été comparés également à la valeur 0 (biais nul) . Les résultats sont regroupés dans les Tableaux VI et VII.

	Ajustement des concentrations à l'aide des paramètres pharmacocinétiques moyens	Ajustement des concentrations à l'aide des paramètres pharmacocinétiques médians
Biais	1,28%	1,11%
Précision	25,6%	25,6%
Erreur maximale	66,2%	66,6%
Erreur minimum	-1,74%	-1,94%
Coefficient de corrélation	0,87	0,87

Tableau VI: Qualité des ajustements des concentrations plasmatiques de carboplatine – modèle monocompartimental

	Ajustement des concentrations à l'aide des paramètres pharmacocinétiques moyens
Biais	0,86%
Précision	28,3%
Erreur maximale	70,6%
Erreur minimum	-1,13%
Coefficient de corrélation	0,85

Tableau VII : Qualité des ajustements des concentrations plasmatiques de carboplatine – modèle bicompartimental

Aucune différence significative n'a été mise en évidence concernant les biais et précisions calculés. De plus, les biais calculés ne sont pas significativement différents de la valeur 0.

Concernant le modèle monocompartimental, les paramètres pharmacocinétiques médians ont été retenus en raison d'un biais légèrement plus faible, bien que la différence ne soit pas significative.

De même, les valeurs de la précision, des pourcentages d'erreur minimum et maximum et du coefficient de corrélation du modèle bicompartimental, ne sont pas différentes en terme statistique des valeurs présentées pour les modèles comprenant un seul compartiment. Seul le biais est légèrement meilleur sans être significativement différent.

C'est pourquoi, nous avons choisi de réaliser la validation du modèle pharmacocinétique à la fois sur un modèle monocompartimental construit à l'aide des paramètres pharmacocinétiques médians et sur un modèle bicompartimental construit à l'aide des paramètres pharmacocinétiques moyens afin de comparer leurs performances et discuter du choix du meilleur modèle.

2.2- Choix des paramètres pharmacocinétiques à estimer

Pour les deux types de modèles, comprenant un ou deux compartiments, différents couples de paramètres pharmacocinétiques à estimer ont été testés.

Pour comparer ces différents modèles, nous avons choisi de les construire à l'aide les valeurs moyennes ou médianes des paramètres pharmacocinétiques qui semblaient induire les meilleures prédictions en termes de biais et précisions.

Notre choix s'est porté sur les paramètres suivants : pour le modèle monocompartimental : Ks et Vs et pour le modèle bicompartimental : Ks, Vs, Kcp et Kpc.

En effet, le modèle à 2 compartiments Ks Vs Kcp Kpc permet d'obtenir les meilleurs biais et précision lors de la comparaison des différents modèles (Tableau VIII). Pour le modèle à 1 compartiment, le modèle Kel Vs présente un biais plus petit alors que le modèle Ks Vs présente une meilleure précision. Pour faciliter les comparaisons ultérieures, nous avons choisi le modèle Ks Vs, sans tenir compte des meilleurs coefficients de corrélation (r) et de détermination (r^2) de l'autre modèle, ces données étant plus représentatives du degré d'association entre deux valeurs que des capacités prédictives d'un modèle. (57)

Modèle	r	r²	biais	biais pondéré	précision	précision pondérée
1 compartiment						
Kel Vs	0,90	0,80	-0,32	-0,39	7,91	21,73
Ks Vs	0,88	0,78	-0,59	-0,73	8,35	20,43
2 compartiments						
Ks Vol Kcp Kpc	0,52	0,27	-1,67	-2,28	40,81	97,24
Kel Vs Kcp Kpc	0,89	0,79	-1,99	-3,13	11,86	29,38
Ks Vs Kcp Kpc	**0,89**	**0,78**	**-0,17**	**-0,08**	**8,27**	**18,60**

Tableau VIII: **Comparaison des capacités prédictives** *a priori* **des différents modèles testés**
Les biais, biais pondérés, précisions et précisions pondérées sont exprimées en pourcentages.

2.3- Distribution statistique des principaux paramètres pharmacocinétiques

- **Modèle monocompartimental**

La distribution statistique des paramètres pharmacocinétiques est résumée dans le Tableau IX.

La clairance d'élimination et le volume de distribution sont estimés respectivement à 9,285 l/h et 24,41 l.. Nous constatons que les paramètres moyens et médians diffèrent peu en général et que les coefficients de variation sont relativement faibles, ce qui est conforme avec le recrutement des patients aboutissant à une population homogène.

Paramètre pharmacocinétique	Ks (h^{-1} kg^{-1})	Cl (l/h)	Vs (l/kg)	Vol (l)
Moyenne	0,0050	9,285	0,3347	24,41
Médiane	0,0051	10,57	0,3388	21,74
Ecart-type	0,0010	3,400	0,0680	8,963
Coefficient de variation	20%	37%	20%	37%

Tableau IX: Valeurs estimées des paramètres pharmacocinétiques de la population

- **Modèle bicompartimental**

La distribution statistique des paramètres pharmacocinétiques est résumée dans le Tableau X.

La clairance d'élimination et le volume de distribution sont estimés respectivement à 6,979 l/h et 19,39 l. Nous constatons à nouveau que les paramètres moyens et médians diffèrent peu en général, par contre les coefficients de variation sont en moyenne 30% plus élevés qu'avec le modèle à un compartiment.

Paramètre pharmacocinétique	Ks (h^{-1} kg^{-1})	Cl (l/h)	Vs (l/kg)	Vol (l)	Kcp (h^{-1})	Kpc (h^{-1})
Moyenne	0,0052	6,979	0,2094	19,39	0,4226	0,1882
Médiane	0,0050	7,037	0,1729	17,01	0,4705	0,1376
Ecart-type	0,0035	3,018	0,1029	10,34	0,2687	0,1407
Coefficient de variation	66%	43%	49%	53%	64%	75%

Tableau X: Valeurs estimées des paramètres pharmacocinétiques de la population

A partir des clairances d'élimination du carboplatine estimées pour chaque patient par le logiciel NPEM, nous avons calculé chaque AUC selon la formule suivante :

AUC = Dose / clairance d'élimination du carboplatine

La Figure 7 représente la répartition statistique de l' AUC dans la population de référence.

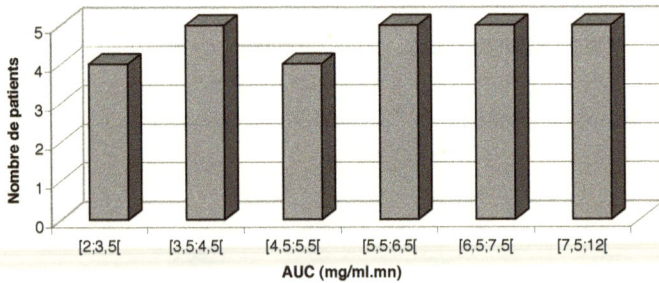

Figure 7: Répartition statistique de l'AUC dans la population de référence

L'AUC moyenne estimée est de $5,6 \pm 2,1$ mg/ml.mn tandis que l'AUC moyenne cible est de $4,7 \pm 0,9$ mg/ml.mn. Ces deux valeurs sont significativement différentes (p = 0 ,03, test non paramétrique de Wilcoxon sur séries appariées).

Le calcul de l'AUC moyenne estimée a porté sur 28 patients. En effet, deux patients présentaient des AUC estimées supérieures à 12 mg/ml.mn, peu compatibles avec le contexte clinique.

2.4- Corrélations de la clairance d'élimination du carboplatine avec les covariables des patients

Nous avons réalisé des études de régression linéaire univariée afin de rechercher les corrélations éventuelles entre la clairance d'élimination du carboplatine et les covariables suivantes : créatininémie, clairance de la créatinine, âge et poids. Pour ce faire, nous avons utilisé les clairances d'élimination du carboplatine estimées par NPEM pour les 39 patients de la population.

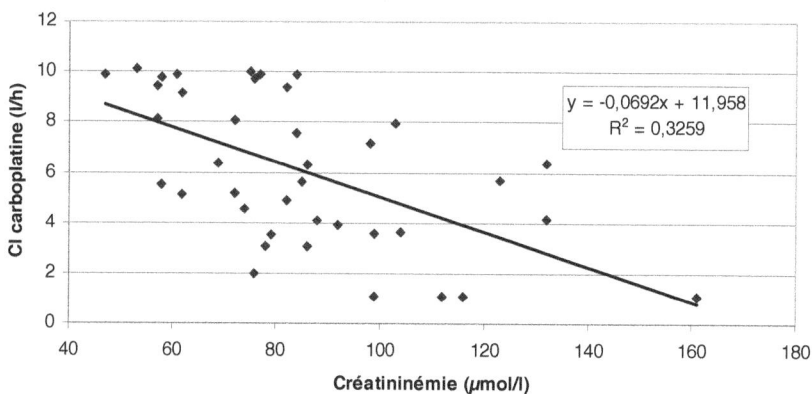

La courbe montre la relation avec l'équation $y = -0,0692x + 11,958$ et $R^2 = 0,3259$.

Figure 8: Relation clairance d'élimination du carboplatine et créatininémie des patients

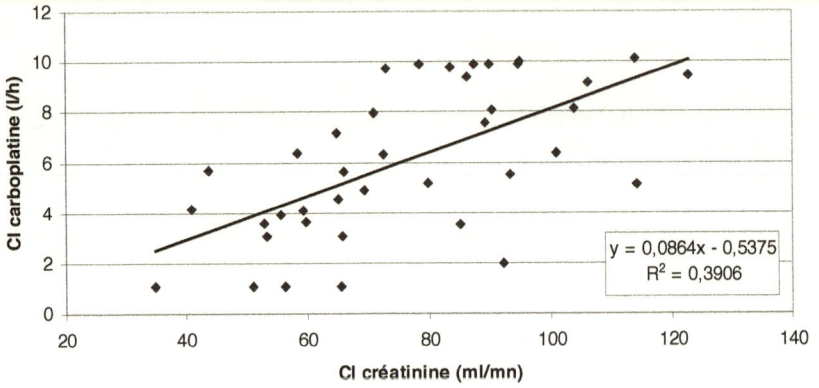

Figure 9: Relation clairance d'élimination du carboplatine et clairance d'élimination de la créatinine des patients

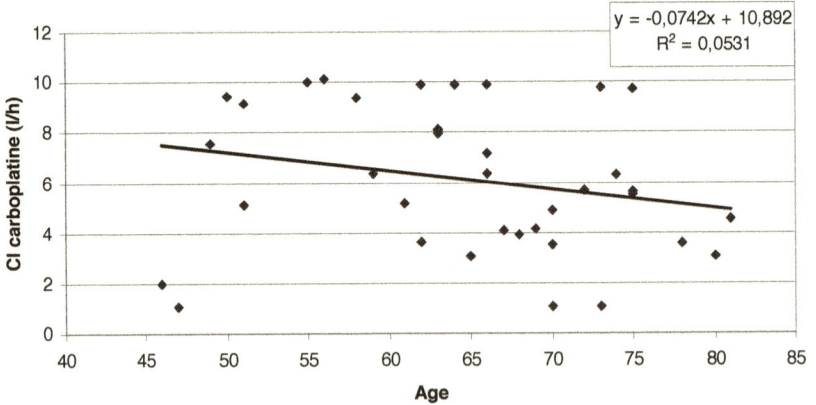

Figure 10: Relation clairance d'élimination du carboplatine et âge des patients

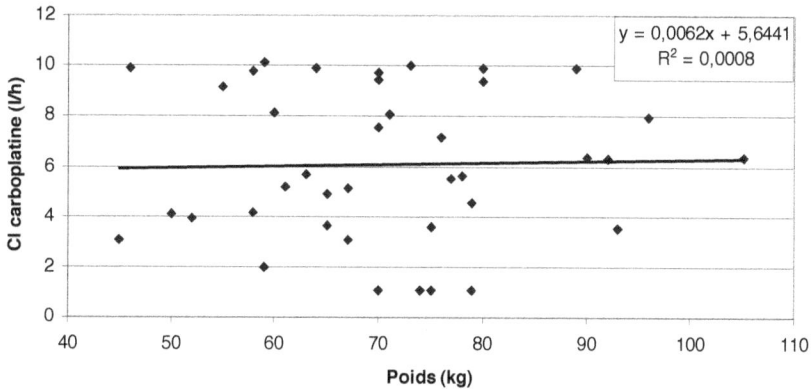

Figure 11: Relation clairance d'élimination du carboplatine et poids des patients

Le principal paramètre d'exposition de l'organisme au carboplatine, la clairance d'élimination du carboplatine (inversement proportionnelle à l'AUC) est corrélée à la créatininémie ($r = -0{,}346$ p<0,01) et à la clairance de la créatinine ($r = 0{,}435$ p<0,01). Ce paramètre est donc dépendant de l'altération de la fonction rénale, conformément à ce qui est décrit dans la littérature.

Les patients ayant une créatininémie élevée et/ou une clairance de la créatinine faible ont donc une clairance de carboplatine faible et des concentrations plasmatiques de carboplatine plus élevées, les exposant à un risque de surdosage pouvant se manifester par une toxicité hématologique. A l'opposé, les patients présentant une créatininémie faible et/ou une clairance de la créatinine élevée, ont une clairance du carboplatine élevée et des concentrations plasmatiques de carboplatine plus faibles, les exposant à un risque de sous-dosage

La clairance d'élimination du carboplatine semble également corrélée à l'âge (r = 0,270 p<0,05), par contre nous ne retrouvons pas de corrélation avec la covariable poids des patients, contrairement aux travaux de l'équipe de Shen démontrant que le poids influence significativement la clairance lors de l'administration de carboplatine à haute dose. (58)

3- VALIDATION DU MODELE PHARMACOCINETIQUE

La validation du modèle pharmacocinétique a été réalisée sur 9 patients tirés au sort constituant la population de validation (Annexe 3).

3.1- Estimations individuelles des concentrations plasmatiques de carboplatine

Les concentrations plasmatiques ont été estimées par le logiciel USC*Pack en utilisant d'abord le modèle monocompartimental Ks Vs (construit à l'aide des paramètres pharmacocinétiques médians) puis le modèle bicompartimental Ks Vs Kcp Kpc (construit à l'aide des paramètres pharmacocinétiques moyens) puis comparées aux mesures de concentrations plasmatiques effectuées. Cette comparaison présente l'avantage d'utiliser des données brutes, les mesures de concentrations, pour références.

Les biais et précisions ainsi calculés sont regroupés dans le Tableau XI.

Pour les 2 modèles, les biais calculés sont petits, 1,11% pour le modèle à un compartiment et 0,86% pour le modèle à deux compartiments, et ne sont pas significativement différents de la valeur 0. Par contre, les précisions calculées sont élevées (> 20%). Il n'y a cependant pas de différence significative entre les valeurs des 2 modèles.

Les prédictions de concentrations plasmatiques de carboplatine à l'aide des modèles monocompartimental et bicompartimental apparaissent équivalentes et semblent non biaisées mais peu précises.

	Modèle monocompartimental	Modèle bicompartimental
Biais	1,11%	0,86%
Précision	25,6%	28,3%
Valeurs extrêmes	[-51,7% ; 65,7%]	[-51,7% ; 70,6%]

Tableau XI: Biais et précisions calculés à partir des estimations des concentrations plasmatiques

La moyenne des concentrations plasmatiques estimées à T+1h et à T+4h est respectivement de 12,84 ± 5,48 μg/ml et 3,99 ± 1,29 μg/ml pour le modèle monocompartimental et de 12,80 ± 5,76 μg/ml et 3,92 ± 1,20 μg/ml pour le modèle bicompartimental.

Pour rappel, la moyenne des concentrations plasmatiques mesurées chez les 30 patients constituant la population de référence est de 13,12 ± 5,14 μg/ml pour T+1h et de 3,88 ± 2,07 μg/ml pour T+4h.

Les valeurs prédites par les modèles pharmacocinétiques pour la population de validation diffèrent donc peu de celles observées dans la population de référence.

3.2- Corrélation entre l'erreur de prédiction et les covariables des patients

Nous avons réalisé des études de régression linéaire univariée afin de rechercher les corrélations éventuelles entre les pourcentages d'erreur de prédiction et les covariables suivantes : âge, poids et clairance de la créatinine. Pour ce faire, nous avons utilisé les concentrations plasmatiques estimées par NPEM pour les 9 patients de la population.

Tous les patients ont un âge compris entre 63 et 78 ans, hormis un patient âgé de 46 ans. Etant donné le faible effectif de patients moins âgés, nous avons souhaité également rechercher les corrélations sur les 8 patients les plus âgés. Aucune corrélation ne semble exister entre l'erreur de prédiction et les covariables âge, poids et clairance de la créatinine ($p > 0,05$).

Modèle Covariable	monocompartimental 9 patients	bicompartimental 9 patients	bicompartimental 8 patients
Age	r = 0,182	r = 0,109	r = -0,138
Poids	r = 0,429	r = 0,357	r = 0,200
ClCr	r = 0,071	r = 0,143	r = 0,333

__Tableau XII__: **Corrélations erreur de prédiction / covariable**

La recherche de corrélation entre l'erreur de prédiction pour chacun des patients et ses covariables montre donc que la valeur de l'erreur est indépendante des covariables, et que l'erreur n'est pas plus importante dans certaines sous populations.

Ainsi, il n'a pas été possible sur ce faible effectif de déterminer des sous populations plus particulièrement à risque.

3.3- Estimations individuelles des clairances d'élimination du carboplatine

Les prédictions de clairances d'élimination du carboplatine *a priori* et *a posteriori* ont été réalisées par le logiciel USC*Pack en utilisant d'abord le modèle monocompartimental Ks Vs (construit à l'aide des paramètres pharmacocinétiques médians) puis le modèle bicompartimental Ks Vs Kcp Kpc (construit à l'aide des paramètres pharmacocinétiques moyens). Ces prédictions ont été ensuite comparées aux clairances d'élimination du carboplatine calculées à partir des estimations de l'AUC par ce même logiciel pour chacun des modèles.

Les biais et précisions ainsi calculés sont regroupés dans les Tableaux XIII et XIV.

Pour la méthode a priori, modèle à deux compartiments, seule une prédiction de clairance présente plus de 20% d'erreur, alors que pour les autres options, trois prédictions de clairance dépassent ce même pourcentage d'erreur.

Pour les deux modèles et pour chacune des méthodes, les biais calculés sont faibles et ne sont pas significativement différents de la valeur 0. Par contre, les précisions calculées et les pourcentages extrêmes sont plus élevés pour le modèle monocompartimental. Il existe une différence significative entre les valeurs des précisions des 2 modèles pour la méthode a priori. Tous les autres tests réalisés ne présentent pas de différence significative.

Pour les deux modèles, la méthode *a posteriori*, qui prend en compte pour chaque patient une à deux mesures de concentrations plasmatiques en plus des informations extraites de la population, semble présenter de meilleures capacités prédictives. Avec cette méthode, le modèle bicompartimental présente les meilleurs biais et précisions.

	Modèle monocompartimental	Modèle bicompartimental
Biais	-6,29%	-5,09%
Précision	22,5%	13,0%
Valeurs extrêmes	[-35,8% ; 37,1%]	[-29,0% ; 11,6%]

Tableau XIII: Biais et précisions calculés à partir des prédictions de clairances d'élimination du carboplatine – méthode *a priori*

	Modèle monocompartimental	Modèle bicompartimental
Biais	2,50%	-2,24%
Précision	24,6%	17,7%
Valeurs extrêmes	[-38,9% ; 43,4%]	[-22,3% ; 37,1%]

Tableau XIV: Biais et précisions calculés à partir des prédictions de clairances d'élimination du carboplatine – méthode *a posteriori*

3.4- Comparaison des estimations des clairances d'élimination du carboplatine et des clairances cibles

Les clairances d'élimination du carboplatine « cibles » ont été calculées à l'aide de la formule suivante :

$$\text{Dose} = Cl * AUC \text{ cible}$$

avec pour dose la quantité en mg calculée à l'aide de la formule de Chatelut et administrée au patient et pour AUC, l'AUC cible choisie par le clinicien, en général 5 mg/ml.mn.

Les clairances d'élimination du carboplatine « estimées » ont été calculées à partir des estimations d'AUC fournies par le logiciel USC*Pack et des doses administrées.

Les prédictions de clairances d'élimination du carboplatine ont été réalisées selon les deux méthodes précédemment citées.

L'ensemble des résultats pour les 9 patients de la population de validation est présenté dans les Tableaux XV et XVI.

Les clairances « cibles » et les clairances « prédites » pour chacune des cures et pour chacun des modèles ont été comparées aux clairances « estimées » des cures correspondantes à l'aide du test non paramétrique de Wilcoxon sur séries appariées. Seules les comparaisons clairances « cibles » / clairances « estimées » pour chacune des cures du modèle bicompartimental se sont révélées significativement différentes (p= 0,008).

Nous constatons qu'avec les deux méthodes quelque soit le modèle pharmacocinétique employé, les clairances prédites sont plus proches en moyenne des clairances estimées que les clairances cibles. De plus, quelque soit le modèle, les prédictions obtenues grâce à la méthode *a posteriori* s'avèrent meilleures que celles obtenues par la méthode *a priori*.

Néanmoins, les clairances estimées par les deux modèles sont très différentes. Le modèle à deux compartiments présente des valeurs de clairances estimées plus petites que celles des clairances cibles (p<0,01) et également plus petites que les valeurs des clairances présentées dans la littérature.

Numéro du patient	CL CIBLE cure 1	CL PREDITE *a priori* cure 1	CL ESTIMEE cure 1	CL CIBLE cure 2	CL PREDITE *a posteriori* cure 2	CL ESTIMEE cure 2
1	154,29	187,00	**163,64**	194,00	171,70	**179,63**
2	106,00	109,80	**123,26**	107,00	124,90	**119,37**
3	*142,40*	*154,90*	***113,02***	*142,40*	*112,30*	***183,69***
4	*142,80*	*133,10*	***204,00***	*131,20*	*185,10*	***129,08***
5	112,80	112,40	**131,16**	113,20	131,40	**134,95**
6	117,00	110,90	**121,88**	113,80	119,70	**140,08**
7	73,60	73,40	**80,00**	80,80	88,30	**82,52**
8	*110,40*	*118,10*	***184,00***	*93,40*	*180,80*	***129,29***
9	126,00	122,60	**116,67**	126,00	110,90	**125,90**
Moyenne (ml/mn)	120,59	124,69	**137,51**	122,42	136,12	**136,06**
Ecart-type	24,32	31,83	**38,88**	32,76	34,59	**30,68**

Tableau XV: Comparaison des clairances d'élimination du carboplatine estimées, prédites et cibles – modèle monocompartimental

Numéro du patient	CL CIBLE cure 1	CL PREDITE a priori cure 1	CL ESTIMEE cure 1	CL CIBLE cure 2	CL PREDITE a posteriori cure 2	CL ESTIMEE cure 2
1	154,29	113,60	**112,36**	194,00	117,70	**116,81**
2	106,00	69,40	**76,02**	107,00	73,40	**72,61**
3	*142,40*	*99,00*	*88,69*	*142,40*	*88,60*	*112,69*
4	142,80	93,50	**106,44**	131,20	88,90	**85,68**
5	112,80	71,60	**84,15**	113,20	81,40	**74,63**
6	*117,00*	*68,20*	*71,01*	*113,80*	*66,83*	*85,98*
7	73,60	43,00	**42,01**	80,80	37,90	**43,53**
8	*110,40*	*75,30*	*106,11*	*93,40*	*99,20*	*72,34*
9	126,00	82,10	**76,09**	126,00	71,10	**84,00**
Moyenne (ml/mn)	120,59	79,52	**84,76**	122,42	80,56	**83,14**
Ecart-type	24,32	20,58	**22,00**	32,76	22,39	**22,05**

<u>Tableau XVI</u>: Comparaison des clairances d'élimination du carboplatine estimées, prédites et cibles – modèle bicompartimental

3.5- Importance de la variabilité intra-individuelle

D'une cure à l'autre, la clairance d'élimination du carboplatine pour un patient donné peut varier en fonction du contexte physiopathologique (altération de la fonction rénale, perte de poids et donc modification du volume de distribution, etc).

En comparant les clairances d'élimination du carboplatine estimées pour les 9 patients de notre population de validation sur les 2 cures analysées (tableaux), nous constatons que pour chaque modèle pharmacocinétique, trois patients présentent une variabilité intra-individuelle supérieure à 20%.

Pour le modèle monocompartimental, il s'agit des patients numéros 3, 4 et 8 présentés en italique sur le tableau.

Pour le modèle bicompartimental, il s'agit des patients numéros 3, 6 et 8 présentés en italique sur le tableau.

Le patient numéro 8 a une clairance d'élimination du carboplatine qui diminue de 30% d'une cure à l'autre. Quinze jours après la première cure, ce patient a présenté un tableau de surinfection bronchique, traitée par la succession de plusieurs antibiotiques (Zeclar, Augmentin – Ciflox, Tazocilline – Ciflox). L'antibiothérapie a été stoppée à la fin de la deuxième cure.

Pour chacun des modèles, ce sont ces mêmes patients qui présentent les pourcentages d'erreur de prédiction les plus importants.

IV- DISCUSSION

Variabilité pharmacocinétique interindividuelle

Nous avons obtenu 108 prélèvements sanguins pour la mesure des concentrations plasmatiques de carboplatine. Environ 2/3 des patients ont bénéficié de prélèvements à T+1h et T+4h. Les mesures de concentrations plasmatiques présentent une importante variabilité : pour les prélèvements réalisés à T+1h, les concentrations varient de 4,90 à 24,88 μg/ml et pour les prélèvements réalisés à T+4h, les concentrations varient de 1,39 à 9,30 μg/ml.

Les paramètres pharmacocinétiques estimés présentent également une importante variabilité interindividuelle, comme le présupposaient déjà les premiers essais cliniques de Phase I du carboplatine qui dévoilaient une variabilité très importante entre les patients en terme de numération plaquettaire. (45) Cette variabilité se manifeste malgré la création d'une population de référence homogène, recrutée sur un seul site et composée de patients atteints de CBNPC ou de CBPC. La disproportion du nombre de patients atteints de chacune des pathologies (moins d'un tiers des patients atteints de CBPC) ne nous a pas permis d'étudier l'influence de l'indication sur la variabilité interindividuelle.

La clairance d'élimination du carboplatine, qui est inversement proportionnelle à l'exposition de l'organisme au médicament, varie d'environ 1 à 10 l/h pour le modèle bicompartimental, avec un coefficient de variation de 43%, ce qui est comparable aux données présentes dans la littérature, les AUC estimées variant quant à elles, de 2,2 à 11,3 mg/ml.mn. (4, 16, 17)

Néanmoins, quelques valeurs de clairances proches de 1 l/h conduisent à des estimations d'AUC supérieures à 12 mg/ml.mn, plus particulièrement obtenues lors de chimiothérapies intensives comprenant des doses importantes de carboplatine, que ce soit chez l'adulte ou chez l'enfant. (59, 60)

Ces valeurs d'AUC sont fréquentes également dans certaines sous populations, notamment les personnes en surpoids ou obèses car leurs clairances d'élimination du carboplatine sont surestimées, en particulier lors de l'utilisation de la formule de Chatelut utilisant le poids actuel des patients. (61-63)

Les patients présentant des clairances d'élimination du carboplatine d'environ 1 l/h, n'ont pas été traités par de fortes doses de carboplatine. Par contre, l'un (numéro d'inclusion 43) présente une insuffisance rénale importante, sa clairance de la créatinine étant la plus faible de toute la population (ClCr = 35 ml/mn) et l'autre (numéro d'inclusion 52) présente un surpoids à la limite de l'obésité (BMI = 29), la dose de carboplatine administrée ayant été calculée à l'aide de la formule de Chatelut (Annexe 2).

Des investigations supplémentaires sont donc nécessaires pour étudier ces deux éventuelles sous-populations, patients insuffisants rénaux et patients présentant un surpoids voire obèses, pour lesquelles les clairances estimées par les formules de calcul usuelles semblent inappropriées. En effet, les effectifs de chacune de ces sous-populations ne sont pas suffisamment importants dans notre population pour pouvoir conclure: 11 patients présentent une clairance de la créatinine < 60 ml/mn et 9 patients présentent un BMI ≥ 29.

Corrélations paramètres pharmacocinétiques / covariables

Les corrélations entre les paramètres pharmacocinétiques et les covariables des patients confirment que l'exposition de l'organisme au carboplatine est fortement liée à la créatininémie et à la clairance de la créatinine (corrélation de la clairance du carboplatine p<0,01). En effet, la corrélation entre la clairance d'élimination du carboplatine et l'altération de la fonction rénale est déjà bien documentée dans la littérature et a menée à l'utilisation de formules de calculs de doses de carboplatine afin justement d'adapter la posologie aux capacités d'épuration de l'organisme, l'élimination du carboplatine se faisant majoritairement par voie rénale. (5, 6, 35)

Néanmoins, pour certains patients présentant une insuffisance rénale importante, l'utilisation de ces formules pourrait être insuffisante pour prédire la clairance d'élimination du carboplatine, et ce, d'autant plus que les différentes méthodes de dosages de la créatininémie utilisées (méthode de Jaffé et méthode enzymatique) conduiraient elles-mêmes à des différences d'estimation des clairances du carboplatine par la formule de Chatelut. (36, 37, 40-42)

De même, la clairance du carboplatine semble corrélée négativement à l'âge des patients (p<0,05), ce qui est compatible avec l'altération de la fonction rénale avec l'âge, bien que cette altération ne lui soit pas systématiquement associée, une corrélation négative du GFR et de l'âge chez les patients atteints de cancer ayant été démontrée par Wright. (44) Néanmoins, les travaux de Okamoto et ceux de Matsui, confirment l'efficacité et la toxicité relative du protocole standard, sans adaptation des posologies en fonction de l'âge, carboplatine (AUC = 4,5 à 5 mg/ml.mn) et étoposide 100 mg/m^2, chez les patients de plus de 70 ans atteints de CBPC. (64) (65)

Par contre, la clairance du carboplatine ne semble pas corrélée au poids des patients. Pourtant, l'élimination non rénale principalement due à la fixation irréversible aux protéines plasmatiques, dépend de cette covariable, qui est prise en compte dans la formule de Chatelut. (35) Les résultats obtenus par l'équipe de Shen démontrent également que le poids influence significativement la clairance lors de l'administration de carboplatine à haute dose. (58)

Comparaisons des différents modèles pharmacocinétiques

Tout d'abord, concernant les paramètres pharmacocinétiques à estimer, notre choix s'est porté sur des modèles Ks et Vs, ceux-ci présentant les meilleurs biais et précisions, pondérés ou non. Néanmoins, des modèles incluant comme paramètre à estimer la clairance du carboplatine en fonction ou non du poids (Cl ou Cls) n'ont pas été évalués.

Ensuite, le choix du modèle pharmacocinétique à un ou deux compartiments s'est révélé difficile. En effet, d'une part, certains auteurs, comme Calvert, pensent qu'un modèle monocompartimental décrit bien la pharmacocinétique du carboplatine, en raison de l'élimination monophasique du carboplatine libre (seules les formes libres ayant été dosées), au moins pendant les 24 premières heures suivant la perfusion. (17, 66) D'autre part, Egorin, Chatelut et la majorité des auteurs ayant publié sur le sujet utilisent un modèle bicompartimental. (35, 67) Néanmoins, Dufful précise que lorsque les données sont insuffisantes pour décrire correctement un modèle à deux compartiments, un modèle monocompartimental peut être employé, reprenant ainsi les résultats présentés par Newell en 1987. (16, 68)

Nous avons donc choisi de tester les deux modèles et de comparer leurs performances prédictives en termes de prédictions des concentrations plasmatiques et des clairances d'élimination du carboplatine.

Les prédictions de concentrations plasmatiques de carboplatine apparaissent équivalentes pour les deux modèles testés et semblent non biaisées mais peu précises. Cette comparaison présente l'avantage d'utiliser les données brutes à notre disposition (mesures de concentrations plasmatiques). Aucune corrélation entre l'erreur de prédiction et les covariables âge, poids et clairance de la créatinine, n'a pu être mise en évidence sur les 17 mesures de concentrations réalisées chez les 9 patients constituant la population de validation.

Concernant les prédictions de clairances du carboplatine, pour les deux modèles, la méthode *a posteriori*, prenant en compte pour chaque patient une à deux mesures de concentrations plasmatiques en plus des informations fournies par la population, semble procurer de meilleures capacités prédictives, le modèle bicompartimental présentant les meilleurs biais et précisions (biais = -2,24%, précision = 17,7%).

Ceci est en accord avec les résultats présentés par Huitema et al. en 2000 : la méthode bayésienne fournit des résultats non biaisés et plus précis (biais <4% et précision ≤18%) que les formules traditionnellement utilisées, que ce soit la formule de Chatelut ou la formule de Calvert dont le GFR est estimé à l'aide des formules de Cockroft-Gault, Jelliffe ou Wright (précison >18%). De plus, la formule de Calvert utilisée avec l'estimation du GFR par Jelliffe présente un biais >12%. (69)

Van Warmerdam et al. a également réalisé une comparaison des différentes formules prédisant les clairances de carboplatine, formule de Chatelut et formule de Calvert avec clairance de la créatinine estimée par la formule de Cockroft-Gault ou par le recueil des urines sur 24h. Les deux formules dérivées de Calvert apparaissent biaisées contrairement à celle de Chatelut (biais = -5,03% et précision = 13,76%). (36)

Finalement, les clairances d'élimination du carboplatine prédites par les deux modèles s'avèrent plus proches en moyenne des clairances estimées que les clairances cibles, ce qui est concordant avec les résultats précédemment exposés. Néanmoins, les clairances estimées pour les 9 patients de la population de validation, par les deux modèles, sont très différentes : le modèle bicompartimental présente des clairances estimées (Cl carboplatine population de validation = 84,76 ± 22,00 ml/mn) significativement inférieures aux clairances cibles (Cl carboplatine cible = 120,59 ± 24,32 ml/mn) et inférieures également aux clairances estimées par ce même modèle pour la population de référence, bien que cette différence ne soit pas significative (Cl carboplatine population de référence = 101,34 ± 49,62 ml/mn) . Ceci révèle sans doute une faiblesse méthodologique de notre étude. En effet, un peu plus de la moitié des patients seulement (17/30) constituant la population de référence ont bénéficié de 2 prélèvements sanguins. Le nombre de deux prélèvements sanguins est pourtant jugé suffisant pour décrire correctement la pharmacocinétique du carboplatine à l'aide d'un modèle à deux compartiments dans de nombreuses études. (55, 70, 71)

Intérêt d'une individualisation de la posologie

Compte tenu de l'importante variabilité intcrindividuelle qui caractérise la pharmacocinétique du carboplatine, de son index thérapeutique étroit et de la corrélation entre l'exposition de l'organisme à ce médicament et sa toxicité, de nombreuses formules de calcul de dose du carboplatine ont été développées afin d'ajuster la dose administrée à l'exposition souhaitée en fonction des capacités d'épuration du patient et éventuellement de ses covariables. De nombreux travaux ont tenté de comparer les formules de Calvert et Chatelut afin de déterminer laquelle des deux, prédisait le mieux les clairances du carboplatine. Cependant, aucun consensus n'a été établi, les comparaisons étant difficiles, notamment en raison de l'utilisation de différentes méthodes de dosage de la créatininémie ainsi que de différents moyens utilisés pour estimer le débit de filtration glomérulaire nécessaire lors de l'emploi de la formule de Calvert. Quoi qu'il en soit, toutes les formules manquent de précision, et ce, d'autant plus dans les populations dites « extrêmes » : patients obèses, insuffisants rénaux…

L'intérêt de la méthode bayésienne est d'utiliser les informations acquises sur une population homogène afin de prédire le comportement pharmacocinétique d'un nouveau patient appartenant à cette population, en prenant en compte des mesures de concentrations plasmatiques de carboplatine pour la prédiction des concentrations futures.

La méthode bayésienne *a posteriori* semble moins biaisée que la méthode *a priori* et que les méthodes utilisant les formules de calculs usuelles. Elle est aussi plus facile à mettre en œuvre, ne nécessitant pas de prélèvements à des heures prédéfinies, ou de durée de perfusion précise à respecter. De plus, elle présente l'avantage de requérir seulement un petit nombre de prélèvements, compatibles avec la pratique clinique.

Néanmoins, les paramètres pharmacocinétiques de certains patients resteront « mal-prédits » (pourcentages d'erreur de prédiction très importants > 20%) en raison d'une importante variabilité intra-individuelle, non prévisible à l'aide des modèles testés.

Seul le contexte clinique pourra alors apporter des explications : dans notre étude, une patiente présentant une clairance du carboplatine diminuant de 30% d'une cure à l'autre, avait, en fait, été traitée par de nombreux antibiotiques, pendant l'intercure, suite à une surinfection bronchique.

V- PERSPECTIVES

L'individualisation des posologies de carboplatine par méthode bayésienne permettrait de prendre en compte une partie de la variabilité pharmacocinétique interindividuelle du carboplatine afin d'atteindre l'AUC cible fixée par les cliniciens.

Pour ce faire, des investigations complémentaires sur un effectif plus important sont nécessaires afin de consolider le modèle.

Il semblerait intéressant également d'évaluer l'influence respective de l'indication sur la pharmacocinétique du carboplatine et la précision des différentes formules. Dans notre étude, la formule de Calvert n'a été employée que pour quatre patients.

De même, les caractéristiques des patients bénéficiant du protocole carboplatine / paclitaxel étant différentes de celles des autres protocoles, il serait intéressant de les étudier spécifiquement et de comparer les paramètres pharmacocinétiques des sous populations ainsi constituées.

Enfin, étant donnée l'étroite corrélation unanimement retrouvée entre la toxicité hématologique et l'exposition de l'organisme au carboplatine, représentée par l'AUC, il serait intéressant de confronter les AUC estimées aux effets indésirables rencontrés.

UNIVERSITE CLAUDE BERNARD – LYON I

INSTITUT DES SCIENCES PHARMACEUTIQUES ET BIOLOGIQUES
FACULTE DE PHARMACIE
8, avenue Rockefeller – 69373 LYON Cedex 08
☎ : 04.78.77.71.98 – Fax : 04.78.77.72.81

CONCLUSIONS

MEMOIRE SOUTENU PAR Mlle Waly FAGER

Le carboplatine est l'un des médicaments anticancéreux dont la pharmacocinétique a fait l'objet du plus grand nombre d'études cliniques. En effet, les capacités d'élimination de ce médicament varient considérablement d'un patient à un autre. L'intérêt de l'adaptation individuelle des posologies, pour les médicaments à index thérapeutique étroit et présentant une grande variabilité pharmacocinétique interindividuelle, est maintenant reconnu. Dans le cas du carboplatine, la relation pharmacocinétique-pharmacodynamique, justifiant le suivi thérapeutique, implique l'aire sous la courbe des concentrations plasmatiques en fonction du temps (AUC). La myélotoxicité, et en particulier la thrombopénie, représente la toxicité « AUC » -limitante de ce sel de platine, cette dernière étant plus étroitement corrélée aux concentrations plasmatiques qu'à la dose administrée.

Afin d'optimiser les posologies, des études de pharmacocinétique de population se sont développées, afin de permettre, à partir d'un nombre limité de concentrations plasmatiques d'atteindre l'AUC cible fixée par les cliniciens.

Les objectifs de notre étude prospective, menée dans le service de Pneumologie du Groupement Hospitalier Est, étaient d'estimer la variabilité pharmacocinétique du carboplatine au sein d'une population homogène, d'évaluer les capacités prédictives de la méthode bayésienne d'une cure à l'autre et de détecter les « patients à risque pharmacocinétique », c'est à dire exposés aux surdosages ou aux sous dosages avec les formules usuelles de calcul de dose du carboplatine.

Notre étude, réalisée sur 39 patients, confirme l'importante variabilité interindividuelle déjà décrite dans la littérature. La validation du modèle pharmacocinétique a été réalisée sur 9 patients issus d'un tirage au sort et dont les données n'ont pas servi à construire le modèle. Les résultats montrent que la méthode bayésienne *a posteriori* semble moins biaisée que la méthode *a priori* ou les formules de calcul de doses de carboplatine usuellement employées, en terme de capacités de prédictions de concentrations et de clairances du carboplatine. Néanmoins, les prédictions semblent moins précises pour certains patients, notamment en raison d'une importante variabilité intra-individuelle. L'effectif restreint de la population de validation n'a cependant pas permis la mise en évidence de sous populations à risque.

En conclusion, l'individualisation des posologies de carboplatine par méthode bayésienne permettrait de prendre en compte la variabilité pharmacocinétique du carboplatine afin d'atteindre l'AUC cible fixée par les cliniciens. Pour ce faire, des investigations complémentaires sur un effectif plus important seront nécessaires.

Le Président du Jury,

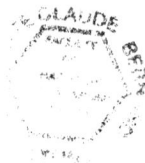

(Nom et signature)
VU ET PERMIS D'IMPRIMER
Lyon, le – 5 SEP. 2006
Vu, le Directeur de l'ISPB-Faculté de Pharmacie de Lyon
Pour le Président de l'Université Claude Bernard Lyon 1

Professeur François LOCHER

94

ANNEXES

PROTOCOLE CARBOPLATINE
FORMULAIRE DE DEMANDE DE DOSAGE
Groupement Hospitalier Est

Données relatives au patient :

étiquette du patient

T+1h APRES LA FIN DE LA PERFUSION

===

A REMPLIR PAR L'IDE

Données relatives au prélèvement
(5 ml de sang sur tube hépariné (bouchon VERT) :

     DATE : .. / .. / ..

     HEURE PRECISE : . . : . .

     NOM DU PRELEVEUR : ....

- **CARBOPLATINE :**

Heure de début de perfusion : . . : . .

Heure de fin de perfusion : . . : . .

===

A REMPLIR A LA PHARMACIE

Données relatives au traitement : **CURE N° . . :**

- **CARBOPLATINE :**

Posologie : ....

- **TRAITEMENTS ASSOCIES (nom , posologie, date de début de traitement) :**

....
....

Données relatives au patient :

étiquette du patient

T+4h APRES LA FIN DE LA PERFUSION

==

A REMPLIR PAR L'IDE

Données relatives au prélèvement
(5 ml de sang sur tube hépariné (bouchon VERT) :

      DATE :   .. / .. / ..

      HEURE PRECISE :   .. : ..

      NOM DU PRELEVEUR : ....

- **CARBOPLATINE :**

Heure de début de perfusion :   .. : ..

Heure de fin de perfusion :   .. : ..

==

A REMPLIR A LA PHARMACIE

Données relatives au traitement : **CURE N°** .. :

- **CARBOPLATINE :**

Posologie : ....

- **TRAITEMENTS ASSOCIES (nom , posologie, date de début de traitement) :**

....
....
....
....

Annexe 2 : Caractéristiques de la population

Numéro d'inclusion	Sexe	Age	Taille (cm)	Poids (kg)	Protocole	AUC cible	Formule	Type cancer	Créatininémie µM	CCr JJ (ml/mn/1.73m²)	Dose (mg)	Durée de perfusion (h)
26	M	67	166	50	Carboplatine AUC 5- Etoposide 100mg/m2	AUC 3	Chatelut	CBPC	88	59.3	154	1.33
31	M	66	172	76	Carboplatine AUC 6- Paclitaxel 225mg/m2	6	Chatelut	CBNPC	98	64.8	774	0.75
39	F	64	151	64	Carboplatine AUC 5- Etoposide 100mg/m2	AUC 3	Chatelut	CBPC	61	94.7	361	1.66
41	M	66	162	80	Carboplatine AUC 5- Vinorelbine 30mg/m2	5	Chatelut	CBNPC	77	87.4	700	1.413
43	M	73	168	74	Carboplatine AUC 5- Etoposide 100mg/m2	2/3 DOSE	chatelut	CBPC	161	35	231	1.25
45	M	66	172	90	Carboplatine AUC 5- Gemcitabine 1000mg/m2	5	CALVERT	CBNPC	69	101	726	0.75
48	M	68	176	52	Carboplatine AUC 5- Vinorelbine 30mg/m2	5	Chatelut	CBNPC	92	56.5	459	1
49	M	63	176	96	Carboplatine AUC 5- Vinorelbine 30mg/m2	5	Chatelut	CBNPC	103	70.9	792	1
50	M	70	170	93	Carboplatine AUC 5- Etoposide 100mg/m2	5	CALVERT	CBPC	79	86.2	632	1.75
52	F	47	165	79	Carboplatine AUC 5- Etoposide 100mg/m2	5	Chatelut	CBPC	112	66.4	469	1
53	M	51	180	67	Carboplatine AUC 5- Gemcitabine 1000mg/m2	6	Chatelut	CBNPC	62	114.2	964	1.08
54	F	56	156	59	Carboplatine AUC 5- Vinorelbine 30mg/m2	5	Chatelut	CBNPC	53	114	860	2
56	M	49	170	70	Carboplatine AUC 6- Paclitaxel 225mg/m2	6	Chatelut	CBNPC	84	89.3	907	0.66
60	F	50	156	70	Carboplatine AUC 6- Paclitaxel 225mg/m2	6	Chatelut	CBNPC	57	122.8	866	0.75
61	F	80	150	67	Carboplatine AUC 5- Vinorelbine 30mg/m2	5	Chatelut	CBNPC	96	53.3	400	1
62	F	61	156	61	Carboplatine AUC 5- Gemcitabine 1000mg/m2	5	CALVERT	CBNPC	72	79.9	480	1.5
63	M	59	187	105	Carboplatine AUC 5- Gemcitabine 1000mg/m2	AUC 4	CALVERT	CBNPC	132	58.4	404	0.58
64	M	72	167	63	Carboplatine AUC 5- Etoposide 100mg/m2	5	Chatelut	CBPC	123	43.7	417	2.41
65	M	62	169	65	Carboplatine AUC 5- Vinorelbine 30mg/m2	5	Chatelut	CBNPC	104	59.8	535	1.25
66	F	81	168	79	Carboplatine AUC 5- Etoposide 100mg/m2	50% DOSE	Chatelut	CBPC	74	64.9	276	1
67	M	74	175	92	Carboplatine AUC 5- Gemcitabine 1000mg/m2	5	Chatelut	CBNPC	86	72.6	626	1
10	F	73	155	58	Carboplatine AUC 5- Vinorelbine 30mg/m2	5	Chatelut	CBNPC	58	83.5	540	1.25
12	M	55	174	73	Carboplatine AUC 5- Etoposide 100mg/m2	5	Chatelut	CBPC	75	96.1	843	1.25
13	M	66	164	46	Carboplatine AUC 5- Gemcitabine 1000mg/m2	5	Chatelut	CBNPC	78	66.7	472	1.66
22	F	62	167	89	Carboplatine AUC 5- Etoposide 100mg/m2	AUC 3	Chatelut	CBPC	84	78.6	378	1.16
26	M	51	170	55	Carboplatine AUC 5- Vinorelbine 30mg/m2	5	Chatelut	CBNPC	62	106.3	778	2.08
27	M	58	181	80	Carboplatine AUC 5- Vinorelbine 30mg/m2	3/4 DOSE	Chatelut	CBNPC	62	86.2	620	1
28	F	76	154	77	Carboplatine AUC 5- Vinorelbine 30mg/m2	600 mg à la place de 700 mg	Chatelut	CBNPC	58	93.4	600	1
36	M	75	164	70	Carboplatine AUC 6- Paclitaxel 225mg/m2	6	Chatelut	CBNPC	76	73.1	848	0.58
37	M	63	168	71	Carboplatine AUC 5- Gemcitabine 1000mg/m2	5	Chatelut	CBNPC	72	90.4	812	1

Annexe 3 : Caractéristiques de la population de validation

Numéro d'inclu-sion	Sexe	Age	Taille (cm)	Poids (kg)	Protocole	AUC cible	Formule	Type cancer	Créatininé-mie (µM)	CCr JJ (ml/mn/1.73m²)	Dose (mg)
38	M	63	178	60	Carboplatine AUC 5– Etoposide 100mg/m2	2/3 PUIS 1/2	Chatelut	CBPC	57	104	540
40	M	70	175	75	Carboplatine AUC 5– Etoposide 100mg/m2	5	Chatelut	CBPC	116	50,9	530
44	M	46	178	59	Carboplatine AUC 5– Vinorelbine 30mg/m2	5	Chatelut	CBNPC	76	92,2	712
47	M	75	181	78	Carboplatine AUC 5– Etoposide 100mg/m2	5	Chatelut	CBPC	85	65,9	714
51	M	73	171	70	Carboplatine AUC 5– Etoposide 100mg/m2	5	Chatelut	CBPC	99	56,3	564
55	M	78	180	75	Carboplatine AUC 5– Gemcitabine 1000mg/m2	5	Chatelut	CBNPC	99	52,9	585
57	M	69	165	58	Carboplatine AUC 5– Etoposide 100mg/m2	1/2 PUIS 3/4	Chatelut	CBPC	132	40,8	184
58	F	64	164	46	Carboplatine AUC 5– Etoposide 100mg/m2	5	Chatelut	CBPC	47	90	552
59	M	70	167	65	Carboplatine AUC 5– Etoposide 100mg/m2	1/2 DOSE pour cures suivantes	Chatelut	CBPC	82	69,4	630

Annexe 4 : RUN 2 compartiments

CYCLE NO. 241

THE LOG-LIK OF THE 30 SUBJECT VECTORS, GIVEN THE PRIOR DENSITY, IS:
-73.0168372167586
THE DIFFÉRENCE BETWEEN THE LIKELIHOOD OF THE
THE MAXIMUM LIKELIHOOD ESTIMATE OF THE DENSITY AND THE LIKELIHOOD OF THIS
CYCLE IS LESS THAN THE FOLLOWING NUMBER:
0.228142808314153D-001

THE CORRESPONDING FIGURE FOR CYCLE 1 WAS 2455.1
SINCE IT IS NOW .22814E-01, THIS ANALYSIS HAS GONE 2455.0 DIVIDED BY 2455.1
OR 99.99907 % OF THE WAY FROM THE APRIORI DENSITY TO THE MAXIMUM
LIKELIHOOD ESTIMATE OF THE JOINT DENSITY.
THE NO. OF ACTIVE GRID POINTS IS NOW 23 THE FOLLOWING VALUES ARE FOR THE
UPDATED DENSITY:

THE SCALED INFO FOR THIS CYCLE IS 109.99 %

THE ENTROPY FOR THIS CYCLE IS 2.7513

THE MEANS ARE:
KCP	KPC	KS	VS
0.422577	0.188172	0.005212	0.209428

THE COV MATRIX IS, IN LOWER TRI FORM:
KCP	KPC	KS	VS
0.072212			
-0.016003	0.019791		
0.000096	0.000232	0.000012	
-0.018549	-0.002900	-0.000226	0.010596

THE STANDARD DEVIATIONS ARE, RESPECTIVELY:
KCP	KPC	KS	VS
0.268723	0.140679	0.003451	0.102938

THE PERCENT COEFFICIENTS OF VARIATION ARE, RESP.:
KCP	KPC	KS	VS
63.591412	74.760995	66.224241	49.151988

THE CORR. MATRIX IS, IN LOWER TRIANGULAR FORM:
KCP	KPC	KS	VS
1.000000			
-0.423327	1.000000		
0.103909	0.477226	1.000000	
-0.670576	-0.200233	-0.636407	1.000000

101

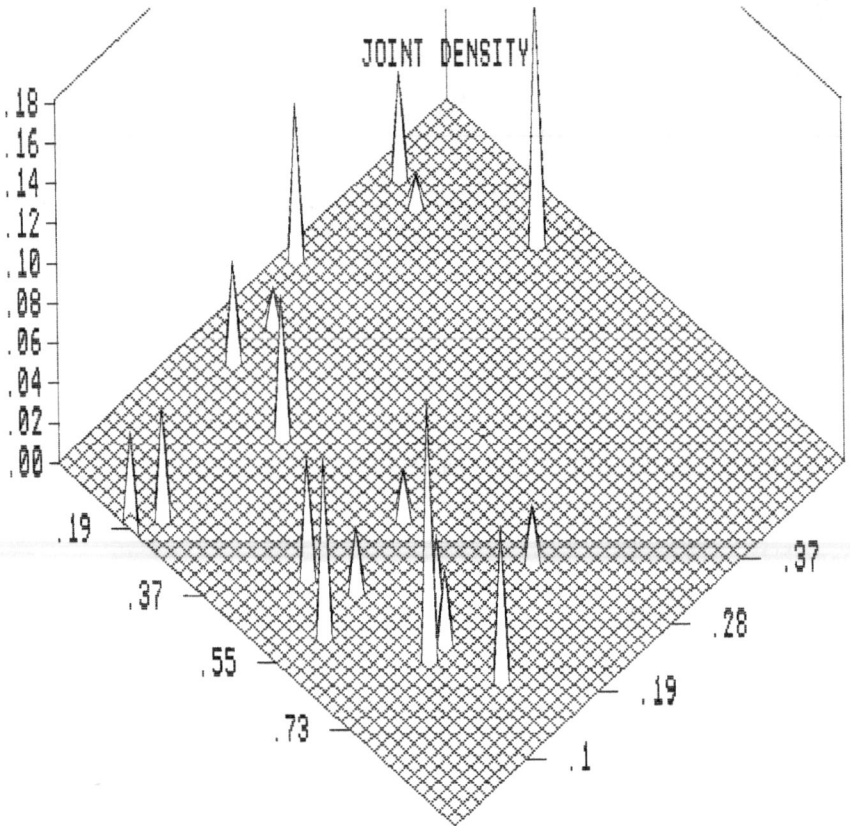

JOINT DENSITY

KCP   KPC

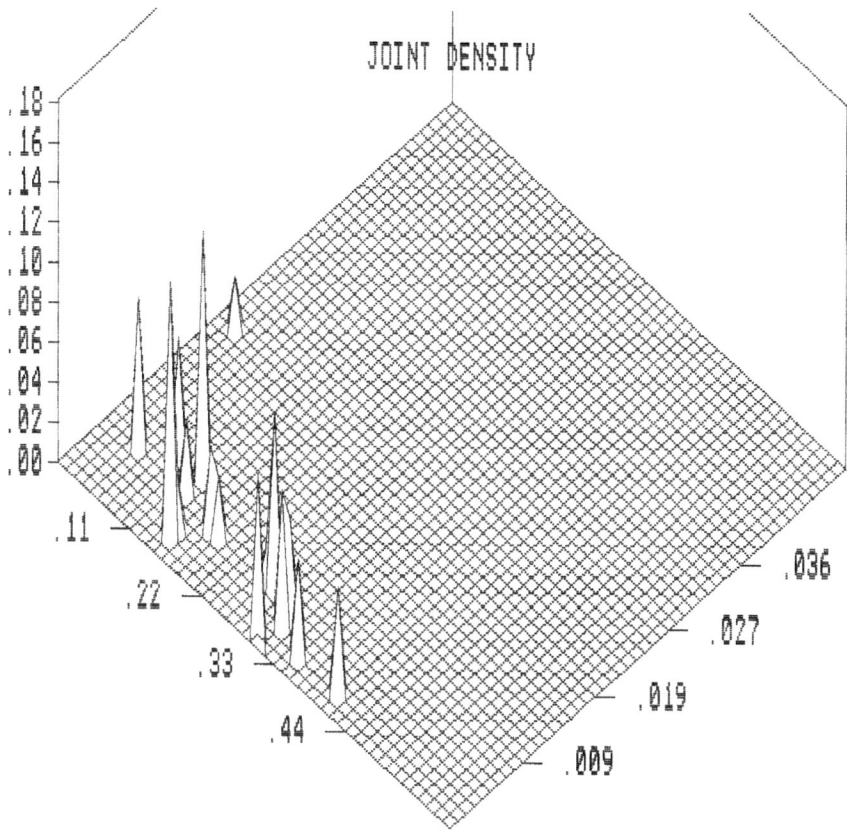

JOINT DENSITY

VS

KS

BIBLIOGRAPHIE

1.   Canal P, Chatelut E,Guichard S. Practical treatment guide for dose individualisation in cancer chemotherapy. Drugs 1998; 56 (6): 1019-38.

2.   Chatelut E, Delord JP,Canal P. Toxicity patterns of cytotoxic drugs. Invest New Drugs 2003; 21 (2): 141-8.

3.   Masson E,Zamboni WC. Pharmacokinetic optimisation of cancer chemotherapy. Effect on outcomes. Clin Pharmacokinet 1997; 32 (4): 324-43.

4.   Wagstaff AJ, Ward A, Benfield P,Heel RC. Carboplatin. A preliminary review of its pharmacodynamic and pharmacokinetic properties and therapeutic efficacy in the treatment of cancer. Drugs 1989; 37 (2): 162-90.

5.   Egorin MJ, Van Echo DA, Tipping SJ, Olman EA, Whitacre MY, Thompson BW, et al. Pharmacokinetics and dosage reduction of cis-diammine(1,1-cyclobutanedicarboxylato)platinum in patients with impaired renal function. Cancer Res 1984; 44 (11): 5432-8.

6.   Calvert AH, Newell DR, Gumbrell LA, O'Reilly S, Burnell M, Boxall FE, et al. Carboplatin dosage: prospective evaluation of a simple formula based on renal function. J Clin Oncol 1989; 7 (11): 1748-56.

7.   Van den Bongard HJ, Mathot RA, Beijnen JH,Schellens JH. Pharmacokinetically guided administration of chemotherapeutic agents. Clin Pharmacokinet 2000; 39 (5): 345-67.

8.   De Jonge ME, Huitema AD, Schellens JH, Rodenhuis S,Beijnen JH. Individualised cancer chemotherapy: strategies and performance of prospective studies on therapeutic drug monitoring with dose adaptation: a review. Clin Pharmacokinet 2005; 44 (2): 147-73.

9.   Boyle P, Ferlay J. Cancer incidence and mortality in Europe, 2004. Ann Oncol 2005; 16 (3): 481-8.

10.   Zelicourt MD, Detournay B, Comte S,Stockemer V. [Epidemiology and costs of lung cancer in France]. Bull Cancer 2001; 88 (8): 753-8.

11.   Rousseau A, Marquet P, Debord J, Sabot C,Lachatre G. Adaptive control methods for the dose individualisation of anticancer agents. Clin Pharmacokinet 2000; 38 (4): 315-53.

12.   Rixe O. [Platinum salts: cytotoxic mechanisms of action, mechanisms of resistance of cancer cells, interactions with ionizing radiation, specificity of carboplatin]. Bull Cancer 2000; 87 Spec No: 7-15.

13.   Go RS,Adjei AA. Review of the comparative pharmacology and clinical activity of cisplatin and carboplatin. J Clin Oncol 1999; 17 (1): 409-22.

14.   Sculier JP, Paesmans M, Thiriaux J, Lecomte J, Bureau G, Giner V, et al. A comparison of methods of calculation for estimating carboplatin AUC with a retrospective pharmacokinetic-pharmacodynamic analysis in patients with advanced non-small cell lung cancer. European Lung Cancer Working Party. Eur J Cancer 1999; 35 (9): 1314-9.

15.   Giaccone G. Clinical perspectives on platinum resistance. Drugs 2000; 59 Suppl 4: 9-17; discussion 37-8.

16.   Duffull SB,Robinson BA. Clinical pharmacokinetics and dose optimisation of carboplatin. Clin Pharmacokinet 1997; 33 (3): 161-83.

17.   Van der Vijgh WJ. Clinical pharmacokinetics of carboplatin. Clin Pharmacokinet 1991; 21 (4): 242-61.

18.   Van Kesteren C, Mathot RA, Beijnen JH,Schellens JH. Pharmacokinetic-pharmacodynamic guided trial design in oncology. Invest New Drugs 2003; 21 (2): 225-41.

19.   Veal GJ, Coulthard SA,Boddy AV. Chemotherapy individualization. Invest New
Drugs 2003; 21 (2): 149-56.

20.   Ghazal-Aswad S, Tilby MJ, Lind M, Baily N, Sinha DP, Calvert AH, et al.
Pharmacokinetically guided dose escalation of carboplatin in epithelial ovarian cancer: effect
on drug-plasma AUC and peripheral blood drug-DNA adduct levels. Ann Oncol 1999; 10 (3):
329-34.

21.   De Lemos LM. Application of the area under the curve of carboplatin in predicting
toxicity and efficacy. Cancer Treat Rev 1998; 24 (6): 407-14.

22.   Jodrell DI, Egorin MJ, Canetta RM, Langenberg P, Goldbloom EP, Burroughs JN, et
al. Relationships between carboplatin exposure and tumor response and toxicity in patients
with ovarian cancer. J Clin Oncol 1992; 10 (4): 520-8.

23.   Jakobsen A, Bertelsen K, Andersen JE, Havsteen H, Jakobsen P, Moeller KA, et al.
Dose-effect study of carboplatin in ovarian cancer: a Danish Ovarian Cancer Group study. J
Clin Oncol 1997; 15 (1): 193-8.

24.   Horwich A, Dearnaley DP, Nicholls J, Jay G, Mason M, Harland S, et al.
Effectiveness of carboplatin, etoposide, and bleomycin combination chemotherapy in good-
prognosis metastatic testicular nonseminomatous germ cell tumors. J Clin Oncol 1991; 9 (1):
62-9.

25.   Childs WJ, Nicholls EJ,Horwich A. The optimisation of carboplatin dose in
carboplatin, etoposide and bleomycin combination chemotherapy for good prognosis
metastatic nonseminomatous germ cell tumours of the testis. Ann Oncol 1992; 3 (4): 291-6.

26.   Bando H, Miyata J, Sano T,Sumitomo M. Retrospective analysis of administration of a
combination of docetaxel and carboplatin for advanced non-small cell lung cancer. Anticancer
Res 2001; 21 (3C): 2107-13.

27. Calvert AH, Boddy A, Bailey NP, Siddiqui N, Humphreys A, Hughes A, et al. Carboplatin in combination with paclitaxel in advanced ovarian cancer: dose determination and pharmacokinetic and pharmacodynamic interactions. Semin Oncol 1995; 22 (5 Suppl 12): 91-8; discussion 9-100.

28. Nannan PVR, Van Warmerdam LJ, Huizing MT, Ten Bokkel HWW, Schellens JH,Beijnen JH. A limited-sampling model for the pharmacokinetics of carboplatin administered in combination with paclitaxel. J Cancer Res Clin Oncol 1999; 125 (11): 615-20.

29. Belani CP, Kearns CM, Zuhowski EG, Erkmen K, Hiponia D, Zacharski D, et al. Phase I trial, including pharmacokinetic and pharmacodynamic correlations, of combination paclitaxel and carboplatin in patients with metastatic non-small-cell lung cancer. J Clin Oncol 1999; 17 (2): 676-84.

30. Van Warmerdam LJ, Huizing MT, Giaccone G, Postmus PE, Ten Bokkel HWW, Van Zandwijk N, et al. Clinical pharmacology of carboplatin administered in combination with paclitaxel. Semin Oncol 1997; 24 (1 Suppl 2): S2-97-S2-104.

31. De Jonge ME, Huitema AD, Rodenhuis S,Beijnen JH. Sparse sampling design for therapeutic drug monitoring of sequentially administered cyclophosphamide, thiotepa, and carboplatin (CTC). Ther Drug Monit 2005; 27 (3): 393-402.

32. Miyazaki M, Fujiwara Y, Takahashi T, Isobe T, Ohune T, Tsuya T, et al. Limited-sampling models for estimation of the carboplatin area under the curve. Anticancer Res 1997; 17 (6D): 4571-5.

33. Duffull SB, Begg EJ, Robinson BA,Deely JJ. A sequential Bayesian algorithm for dose individualisation of carboplatin. Cancer Chemother Pharmacol 1997; 39 (4): 317-26.

34. Guillet P, Monjanel S, Nicoara A, Duffaud F, Lacarelle B, Bagarry-Liegey D, et al. A Bayesian dosing method for carboplatin given by continuous infusion for 120 h. Cancer Chemother Pharmacol 1997; 40 (2): 143-9.

35.   Chatelut E, Canal P, Brunner V, Chevreau C, Pujol A, Boneu A, et al. Prediction of carboplatin clearance from standard morphological and biological patient characteristics. J Natl Cancer Inst 1995; 87 (8): 573-80.

36.   Van Warmerdam LJ, Rodenhuis S, Maes RA,Beijnen JH. Evaluation of formulas using the serum creatinine level to calculate the optimal dosage of carboplatin. Cancer Chemother Pharmacol 1996; 37 (3): 266-70.

37.   Okamoto H, Nagatomo A, Kunitoh H, Kunikane H,Watanabe K. Prediction of carboplatin clearance calculated by patient characteristics or 24-hour creatinine clearance: a comparison of the performance of three formulae. Cancer Chemother Pharmacol 1998; 42 (4): 307-12.

38.   Cockcroft DW,Gault MH. Prediction of creatinine clearance from serum creatinine. Nephron 1976; 16 (1): 31-41.

39.   Jelliffe RW. Letter. Creatinine clearance. bedside estimate. Ann Intern Med 1973, 79 (4): 604-5.

40.   Ando Y, Minami H, Saka H, Ando M, Sakai S,Shimokata K. Adjustment of creatinine clearance improves accuracy of Calvert's formula for carboplatin dosing. Br J Cancer 1997; 76 (8): 1067-71.

41.   Ando M, Minami H, Ando Y, Saka H, Sakai S, Yamamoto M, et al. Multi-institutional validation study of carboplatin dosing formula using adjusted serum creatinine level. Clin Cancer Res 2000; 6 (12): 4733-8.

42.   Donahue A, McCune JS, Faucette S, Gillenwater HH, Kowalski RJ, Socinski MA, et al. Measured versus estimated glomerular filtration rate in the Calvert equation: influence on carboplatin dosing. Cancer Chemother Pharmacol 2001; 47 (5): 373-9.

43.   Dooley MJ, Poole SG, Rischin D,Webster LK. Carboplatin dosing: gender bias and inaccurate estimates of glomerular filtration rate. Eur J Cancer 2002; 38 (1): 44-51.

44.   Wright JG, Boddy AV, Highley M, Fenwick J, McGill A,Calvert AH. Estimation of glomerular filtration rate in cancer patients. Br J Cancer 2001; 84 (4): 452-9.

45.   Calvert AH,Egorin MJ. Carboplatin dosing formulae: gender bias and the use of creatinine-based methodologies. Eur J Cancer 2002; 38 (1): 11-6.

46.   Mallet A,Trouvin J. Notions de pharmacocinétique de population. In: Houin G, editor. Pharmacocinétique. Ellipses; 1990. p. 127-44.

47.   Jelliffe RW, Schumitzky A, Van GM, Liu M, Hu L, Maire P, et al. Individualizing drug dosage regimens: roles of population pharmacokinetic and dynamic models, Bayesian fitting, and adaptive control. Ther Drug Monit 1993; 15 (5): 380-93.

48.   Jelliffe RW, Schumitzky A, Bayard D, Milman M, Van GM, Wang X, et al. Model-based, goal-oriented, individualised drug therapy. Linkage of population modelling, new 'multiple model' dosage design, bayesian feedback and individualised target goals. Clin Pharmacokinet 1998; 34 (1): 57-77.

49.   Jelliffe R, Schumitzky A,Van Guilder M. Population pharmacokinetics/pharmacodynamics modeling: parametric and nonparametric methods. Ther Drug Monit 2000; 22 (3): 354-65.

50.   Aarons L. Software for population pharmacokinetics and pharmacodynamics. Clin Pharmacokinet 1999; 36 (4): 255-64.

51.   Jelliffe RW, Gomis P, Tahani B, Ruskin J,Sattler FR. A population pharmacokinetic model of trimethoprim in patients with pneumocystis pneumonia, made with parametric and nonparametric methods. Ther Drug Monit 1997; 19 (4): 450-9.

52.   Jelliffe R, Schumitzky A, Van Guilder M,Jiang F. User manual for version 10.7 of USC*PACK of PC collection. University of California, Los Angeles. 1995.

53.   Arpin D, Bertocchi M, Biron E, Blanchet AS, Chapet O, De La Roche E, et al. Référentiel Cancer Bronchique à Petites Cellules: Réseau Concorde- Réseau de Cancérologie de l'Arc Alpin; 2005.

54.   Arpin D, Bertocchi M, Biron E, Blanchet AS, Chapet O, De La Roche E, et al. Référentiel Cancer Bronchique Non à Petites Cellules: Réseau Concorde- Réseau de Cancérologie de l'Arc Alpin; 2005.

55.   Chatelut E, Pivot X, Otto J, Chevreau C, Thyss A, Renee N, et al. A limited sampling strategy for determining carboplatin AUC and monitoring drug dosage. Eur J Cancer 2000; 36 (2): 264-9.

56.   Etienne MC, Leger F, Pivot X, Chatelut E, Bensadoun RJ, Guardiola E, et al. Pharmacokinetics of low-dose carboplatin and applicability of a method of calculation for estimating individual drug clearance. Ann Oncol 2003; 14 (4): 643-7.

57.   Sheiner LB,Beal SL. Some suggestions for measuring predictive performance. J Pharmacokinet Biopharm 1981; 9 (4): 503-12.

58.   Shen M, Schilder RJ, Obasaju C,Gallo JM. Population pharmacokinetic and limited sampling models for carboplatin administered in high-dose combination regimens with peripheral blood stem cell support. Cancer Chemother Pharmacol 2002; 50 (3): 243-50.

59.   Huitema AD, Spaander M, Mathjt RA, Tibben MM, Holtkamp MJ, Beijnen JH, et al. Relationship between exposure and toxicity in high-dose chemotherapy with cyclophosphamide, thiotepa and carboplatin. Ann Oncol 2002; 13 (3): 374-84.

60. Rubie H, Doz F, Vassal G, Chastagner P, Gentet JC, Urien S, et al. Individual dosing of carboplatin based on drug monitoring in children receiving high-dose chemotherapy. Eur J Cancer 2003; 39 (10): 1433-8.

61. Benezet S, Guimbaud R, Chatelut E, Chevreau C, Bugat R,Canal P. How to predict carboplatin clearance from standard morphological and biological characteristics in obese patients. Ann Oncol 1997; 8 (6): 607-9.

62. Herrington JD, Tran HT,Riggs MW. Prospective evaluation of carboplatin AUC dosing in patients with a BMI>or=27 or cachexia. Cancer Chemother Pharmacol 2006; 57 (2): 241-7.

63. De Jonge ME, Mathot RA, Van DSM, Beijnen JH,Rodenhuis S. Extremely high exposures in an obese patient receiving high-dose cyclophosphamide, thiotepa and carboplatin. Cancer Chemother Pharmacol 2002; 50 (3): 251-5.

64. Okamoto H, Watanabe K, Nishiwaki Y, Mori K, Kurita Y, Hayashi I, et al. Phase II study of area under the plasma-concentration-versus-time curve-based carboplatin plus standard-dose intravenous etoposide in elderly patients with small-cell lung cancer. J Clin Oncol 1999; 17 (11): 3540-5.

65. Matsui K, Masuda N, Yana T, Takada Y, Kobayashi M, Nitta T, et al. Carboplatin calculated with Chatelut's formula plus etoposide for elderly patients with small-cell lung cancer. Intern Med 2001; 40 (7): 603-6.

66. Calvert AH. Dose optimisation of carboplatin in adults. Anticancer Res 1994; 14 (6A): 2273-8.

67. Egorin MJ, Van Echo DA, Olman EA, Whitacre MY, Forrest A,Aisner J. Prospective validation of a pharmacologically based dosing scheme for the cis-diamminedichloroplatinum(II) analogue diamminecyclobutanedicarboxylatoplatinum. Cancer Res 1985; 45 (12 Pt 1): 6502-6.

68.   Newell DR, Siddik ZH, Gumbrell LA, Boxall FE, Gore ME, Smith IE, et al. Plasma free platinum pharmacokinetics in patients treated with high dose carboplatin. Eur J Cancer Clin Oncol 1987; 23 (9): 1399-405.

69.   Huitema AD, Mathot RA, Tibben MM, Schellens JH, Rodenhuis S,Beijnen JH. Validation of techniques for the prediction of carboplatin exposure: application of Bayesian methods. Clin Pharmacol Ther 2000; 67 (6): 621-30.

70.   Peng B, Boddy AV, Cole M, Pearson AD, Chatelut E, Rubie H, et al. Comparison of methods for the estimation of carboplatin pharmacokinetics in paediatric cancer patients. Eur J Cancer 1995; 31A (11): 1804-10.

71.   Doz F, Urien S, Chatelut E, Michon J, Rubie H, Zucker JM, et al. A limited-sampling method for evaluation of the area under the curve of ultrafilterable carboplatin in children. Cancer Chemother Pharmacol 1998; 42 (3): 250-4.

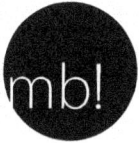

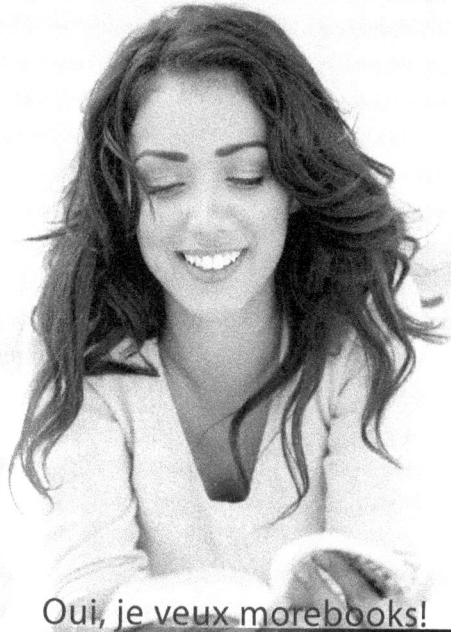